最期まで自宅で過ごせる

死に方のトリセツ

取扱説明書

立川在宅ケアクリニック理事長
井尾和雄 著

登場人物

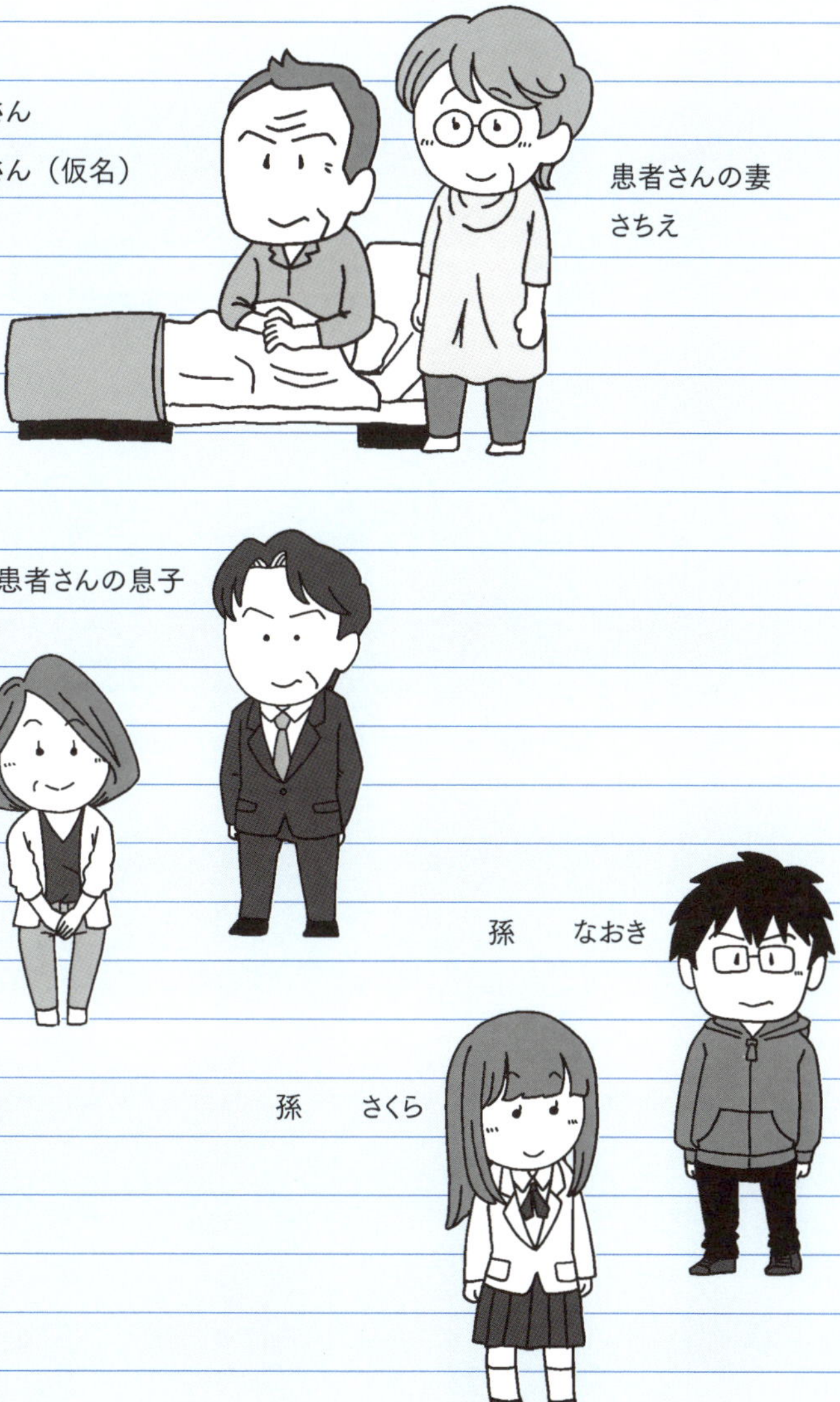

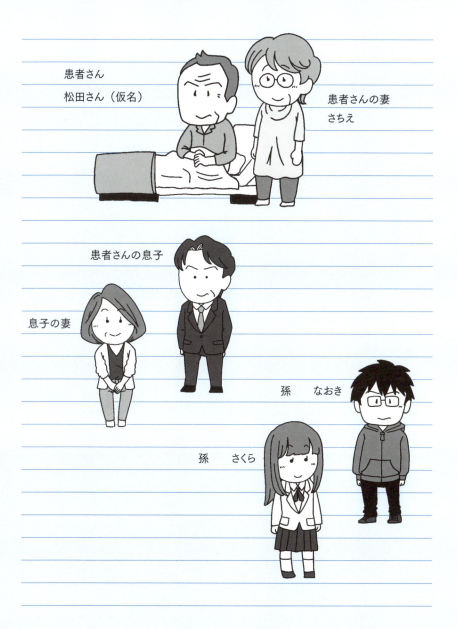

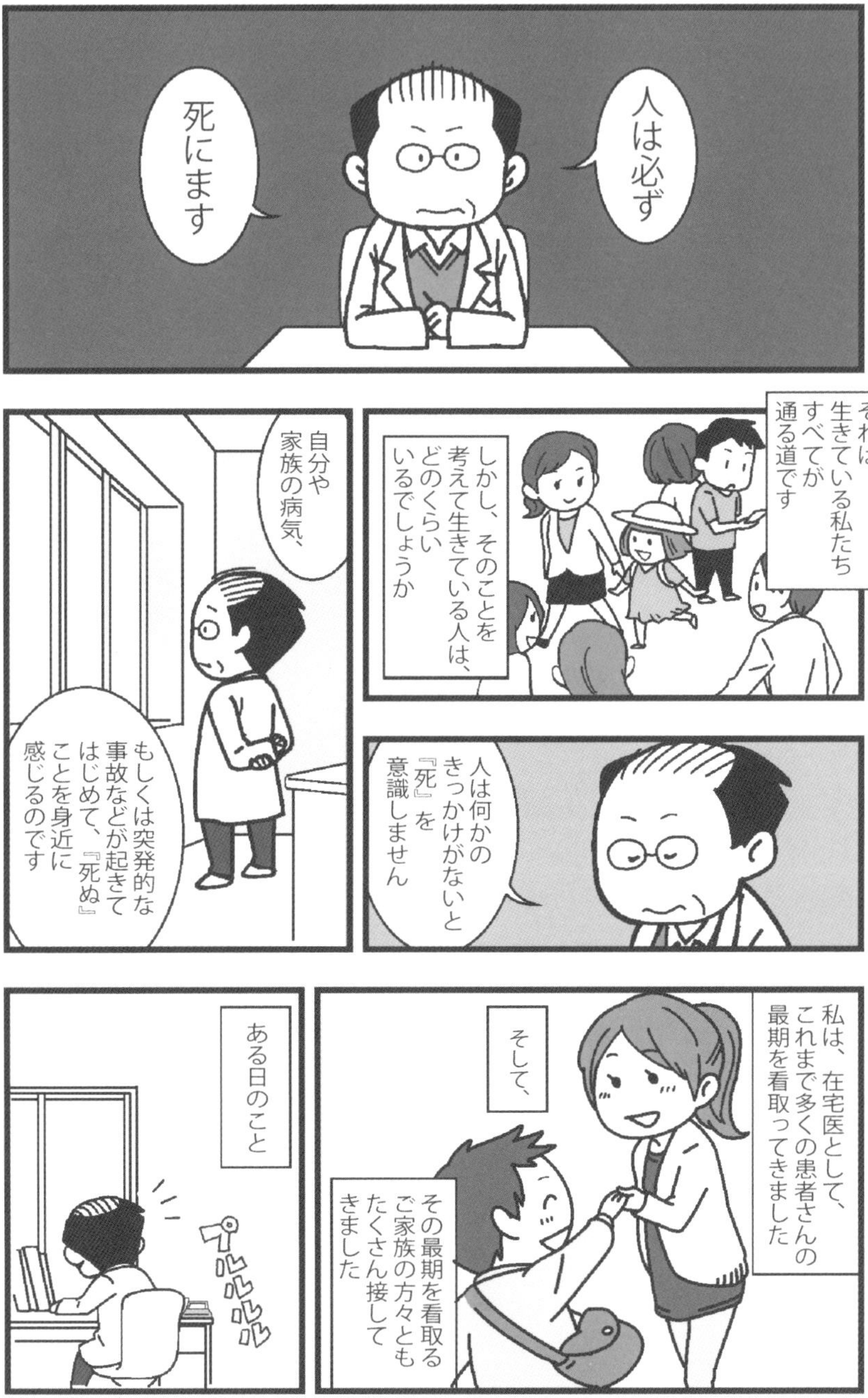
人は必ず
死にます
それは生きている私たちすべてが通る道です
しかし、そのことを考えて生きている人は、どのくらいいるでしょうか
人は何かのきっかけがないと『死』を意識しません
自分や家族の病気、
もしくは突発的な事故などが起きてはじめて、『死ぬ』ことを身近に感じるのです
私は、在宅医として、これまで多くの患者さんの最期を看取ってきました
そして、
その最期を看取るご家族の方々ともたくさん接してきました
ある日のこと
プルルルル

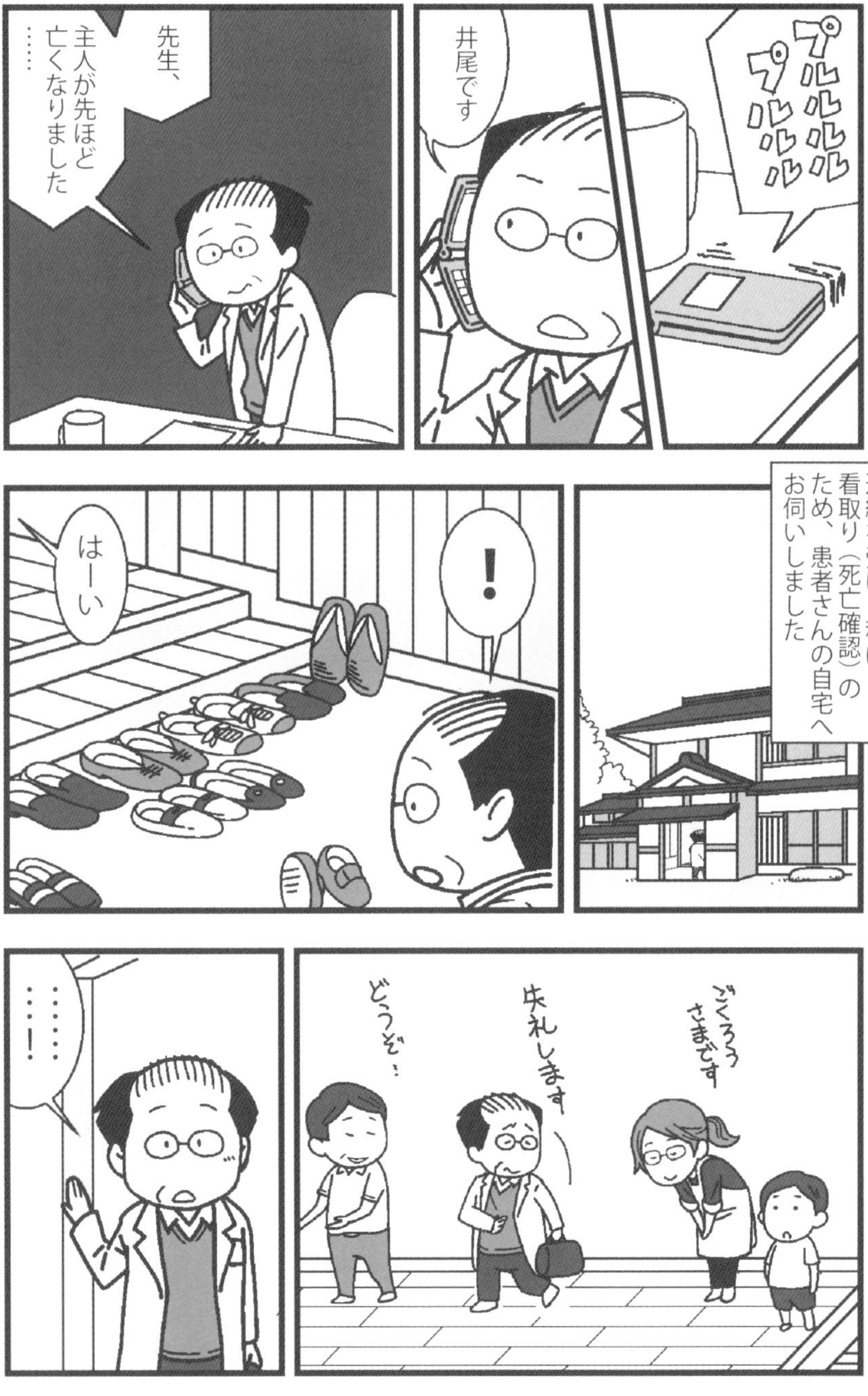
プルルルル
プルルル
井尾です
先生、
主人が先ほど
亡くなりました
……
連絡を受け、私は
看取り（死亡確認）の
ため、患者さんの自宅へ
お伺いしました
!
はーい
ごくろうさまです
失礼します
どうぞ…
……
…!

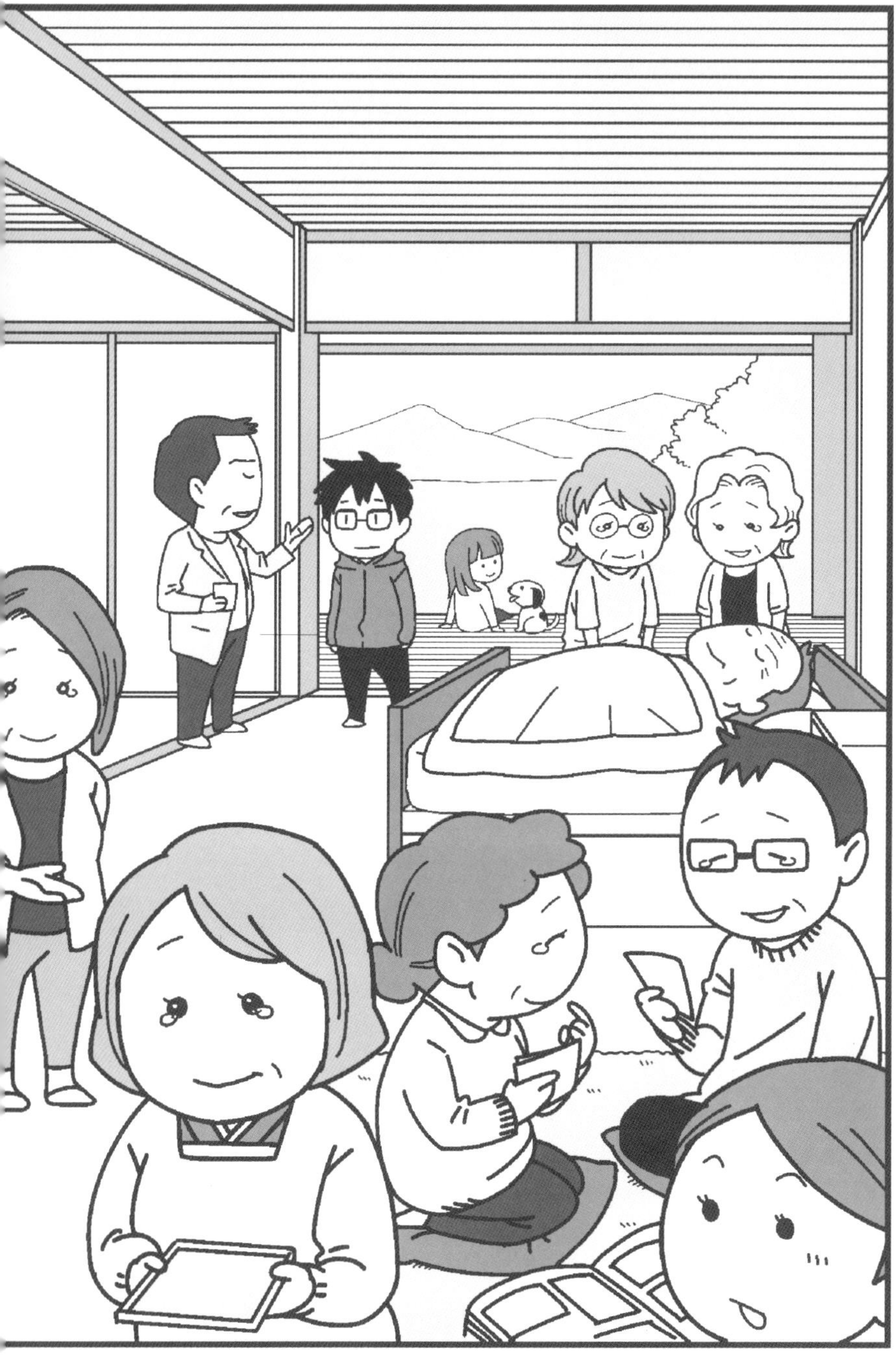

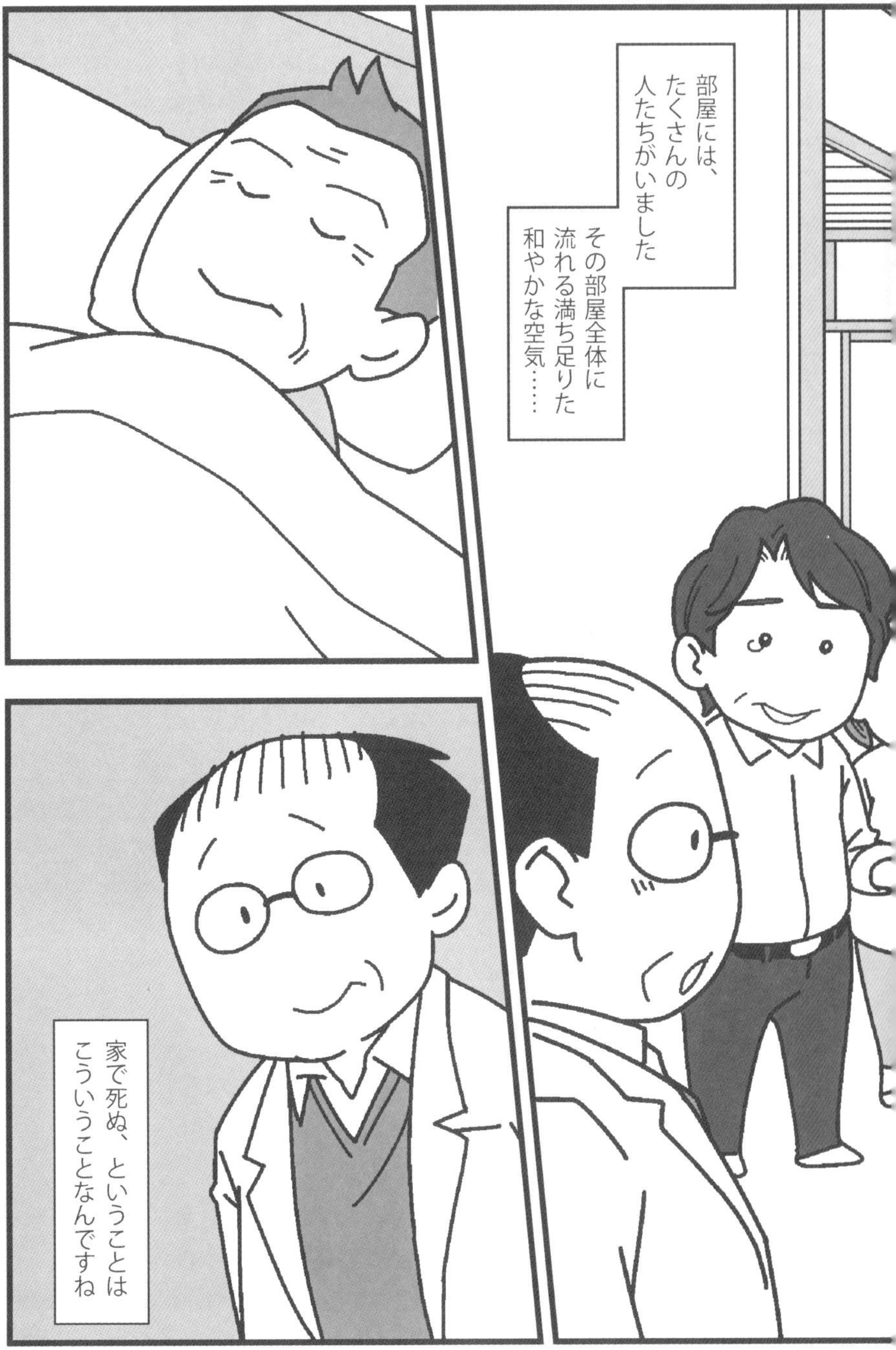
部屋には、たくさんの人たちがいました
その部屋全体に流れる満ち足りた和やかな空気……
家で死ぬ、ということはこういうことなんですね

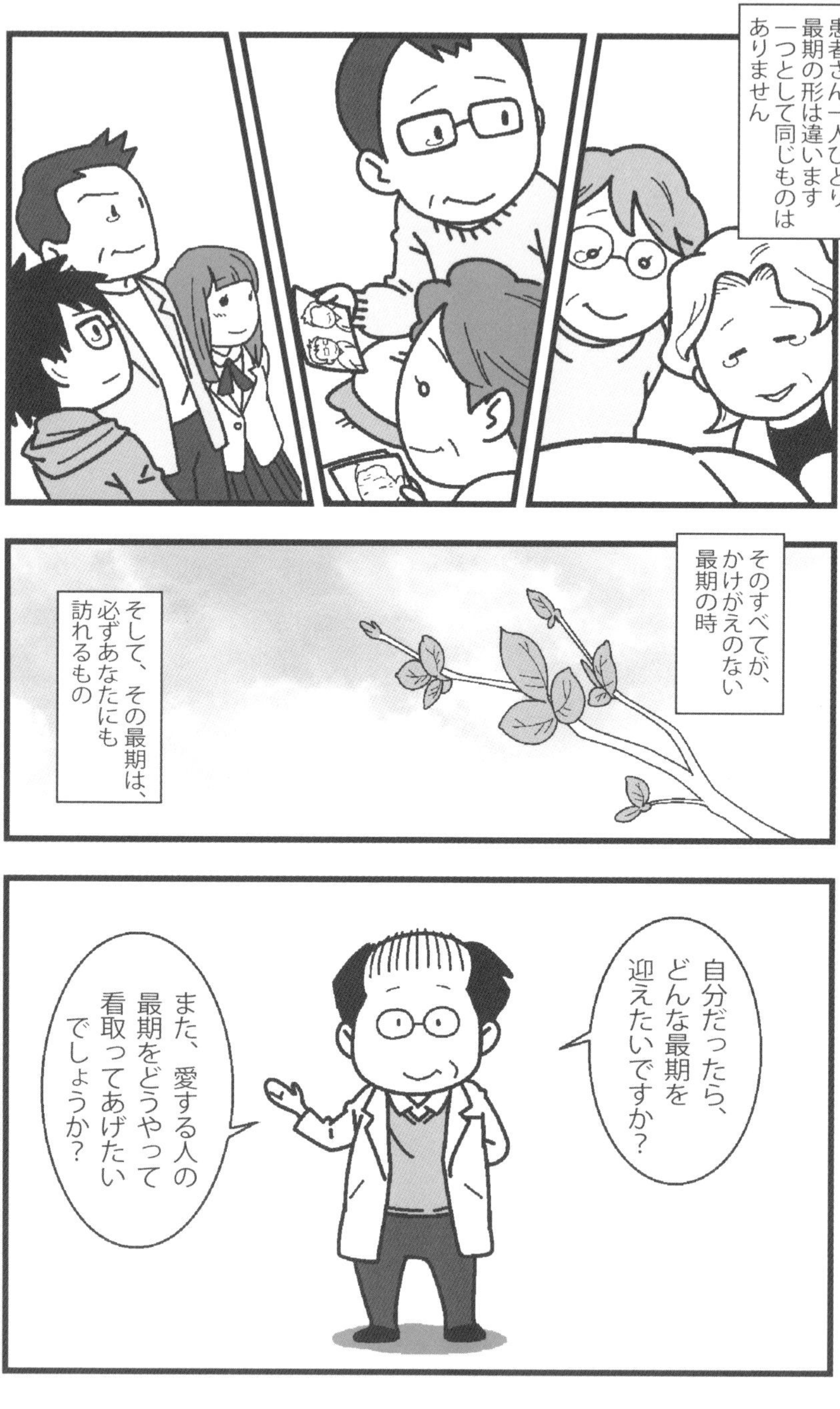
患者さん一人ひとり、最期の形は違います
一つとして同じものはありません
そのすべてが、かけがえのない最期の時
そして、その最期は、必ずあなたにも訪れるもの
自分だったら、どんな最期を迎えたいですか？
また、愛する人の最期をどうやって看取ってあげたいでしょうか？

最期まで自宅で過ごせる　**死に方の**トリセツ――

目次

3章

漫画　キャッツイヤー
装丁・本文デザイン　中村沙蘭
編集協力　有限会社メディアサーカス

はじめに

２０００年2月に東京都立川市で在宅緩和ケア専門「井尾クリニック」を開業、２００８年に「立川在宅ケアクリニック」に名称変更し、２０１９年2月、20年目に突入しました。

この間に自宅や施設で３５００人を超える患者さんを看取ってきました。地域で多職種の方々と共に、様々な取り組みをし「在宅緩和ケア」「在宅看取り」の普及に努めてきました。

そのために『看る診る看取る』（けやき出版刊）『後悔しない最期の時の迎え方』（現代書林刊）『幸せな最期』（現代書林刊）の3冊を、現在までに出版しました。

地元での市民講演会も年間10回以上開催していますが、「在宅緩和ケア」「在宅看取り」への関心は高く、毎回定員オーバーの状況です。また、以前は出席者の80％は女性でしたが、最近は40％ほど男性が来られています。ほとんどは65歳以上の年齢層ですが、なぜか、若い方も多くなっている印象です。２時間ほどの講演ですが、皆さん熱心に聴いてくださっています。

最近、講演を続けていく中で、「死」ということ自体には興味はあるものの、身近に感じていない方が増えている印象を強く感じるようになりました。団塊世代は終戦後の昭和22、23、24年生まれの方々です。身近に死を感じていた親の世代と違い、戦争をまったく知らない世代です。そう考えると納得できました。団塊ジュニア世代は言わずもがなです。

超高齢多死社会を迎えた日本、団塊世代の看取りが２０２５年から社会問題となることが確実に予測されています。２０１７年の日本の総死亡数は約１３４万人、そのうち75歳以上が70％を超え、65歳以上で見ると約90％にもなります。

団塊世代が75歳となる２０２５年からは、看取りの数が急激に増えていき、ピーク時には約１７０万人になる見込みです。後期高齢者、老老世帯、独居世帯、孤立死、介護難民、看取り難民が増え続けることは明らかなのです。

また看取りの場所の確保が差し迫った課題であることも明らかです。その対策として国は「地域包括ケアシステム」にたどり着き「地域看取り」で乗り切ろうと総力を挙げて取り組んでいます。

また死因も変化しています。2017年を見てみると、1位がん27.9%、2位心疾患15.3%、3位脳血管疾患8.2%、4位老衰7.6%、5位肺炎7.2%と続きます。誤嚥《ごえん》性《せい》肺炎、認知症も10位内に入ってきました。

様々なアンケートを見てみると、最期は自宅を希望する人が約6割、胃ろうや管につながれる延命は希望しない、PPK（ピンピンコロリ）がいい、痛く、苦しくないように緩和ケアを希望する、という人が増えています。

私は今年67歳になります。両親は父母とも66歳でこの世を去りました。

父の無念ながん死をきっかけに、麻酔科医から緩和ケア医に転身しました。私も66歳を自分のゴールだと思い、在宅緩和ケアの普及に邁進してきました。

在宅緩和ケアに携わって20年目を迎え、あまりにも死を知らない人々が多いことに無念さを感じ、もう1冊、直球の本を出し、死への備えを呼びかけたいと思う様になり準備してきました。

人は100%死を迎えます。故日野原重明先生（聖路加国際病院・名誉院長）が「与命」と言われたように、人は生まれた瞬間から与えられた命を生きます。その長さは人によって違いますが、余命は短くなっていきます。

人の死は二通り、急性死か慢性死です。事故、災害、心筋梗塞、脳卒中など突然の死の準備はできません。長い人生の中で様々な病、事故に直面し、現代医療により死を免れますが、乗り切れない事態が必ず起き衰弱していきます。

何も起きなくても年を重ね、全ての器官、臓器が慢性的に機能低下し、そして最後は死が訪れます。こちらの死はある程度準備することができます。そのためには死から逃れることを考えるのでなく、死と向き合い、死を知ることです。

私も羨《うらや》ましく思う、見事な最期を迎えた患者さん達を大勢看取ってきました。今まで苦労して生きてきた人生が最期の逝き方にすべて集約されます。重い病、事故に遭遇した人生の節目、還暦、65歳、70歳、75歳などの時期に余命を考え、これからの生き方、終《しま》い方、逝き方を考える機会にしてほしいものです。そのためにこの本がお役に立てば幸いです。

立川在宅ケアクリニック　理事長　井尾和雄

1章

選択するためのトリセツ

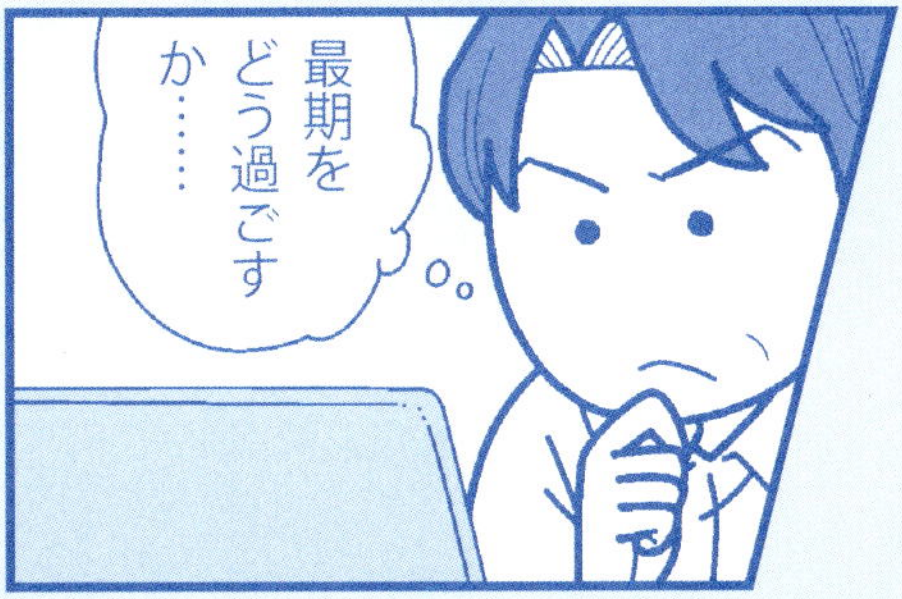

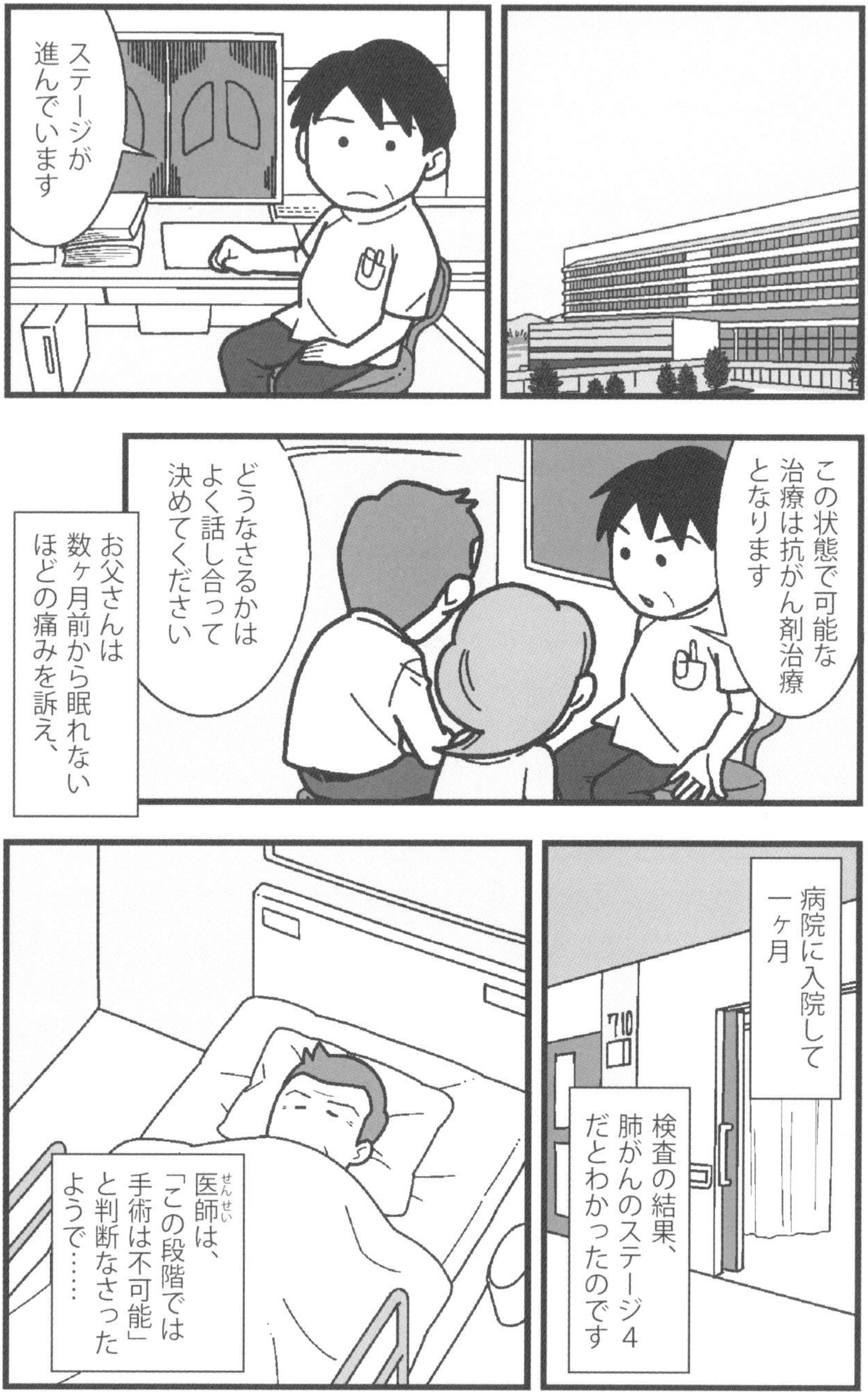
ステージが
進んでいます
この状態で可能な
治療は抗がん剤治療
となります
どうなさるかは
よく話し合って
決めてください
お父さんは
数ヶ月前から眠れない
ほどの痛みを訴え、
病院に入院して
一ヶ月
710
検査の結果、
肺がんのステージ4
だとわかったのです
医師《せんせい》は、
「この段階では
手術は不可能」
と判断なさった
ようで……

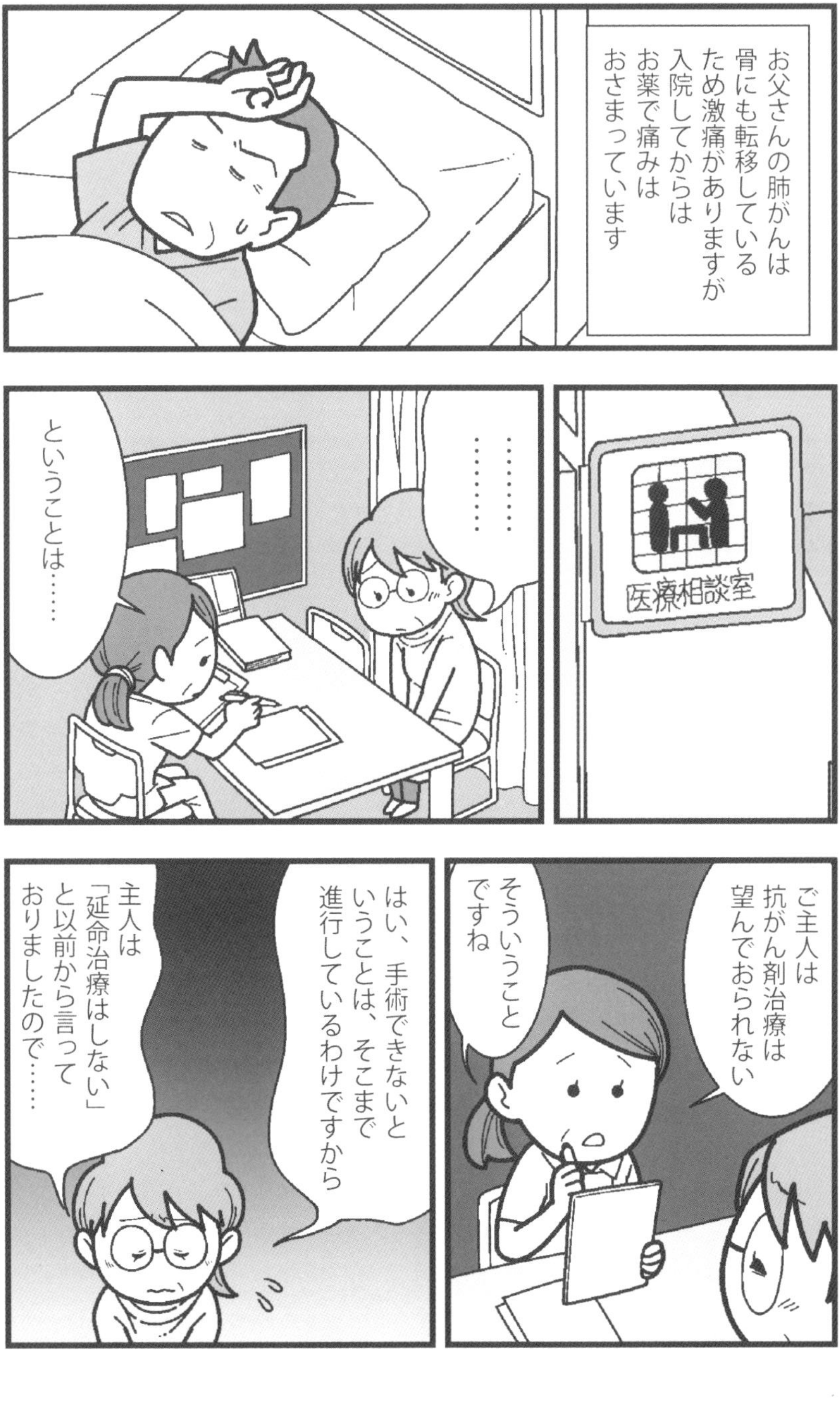
お父さんの肺がんは骨にも転移しているため激痛がありますが入院してからはお薬で痛みはおさまっています
医療相談室
…………
ということは……
ご主人は抗がん剤治療は望んでおられない
そういうことですね
はい、手術できないということは、そこまで進行しているわけですから
主人は「延命治療はしない」と以前から言っておりましたので……

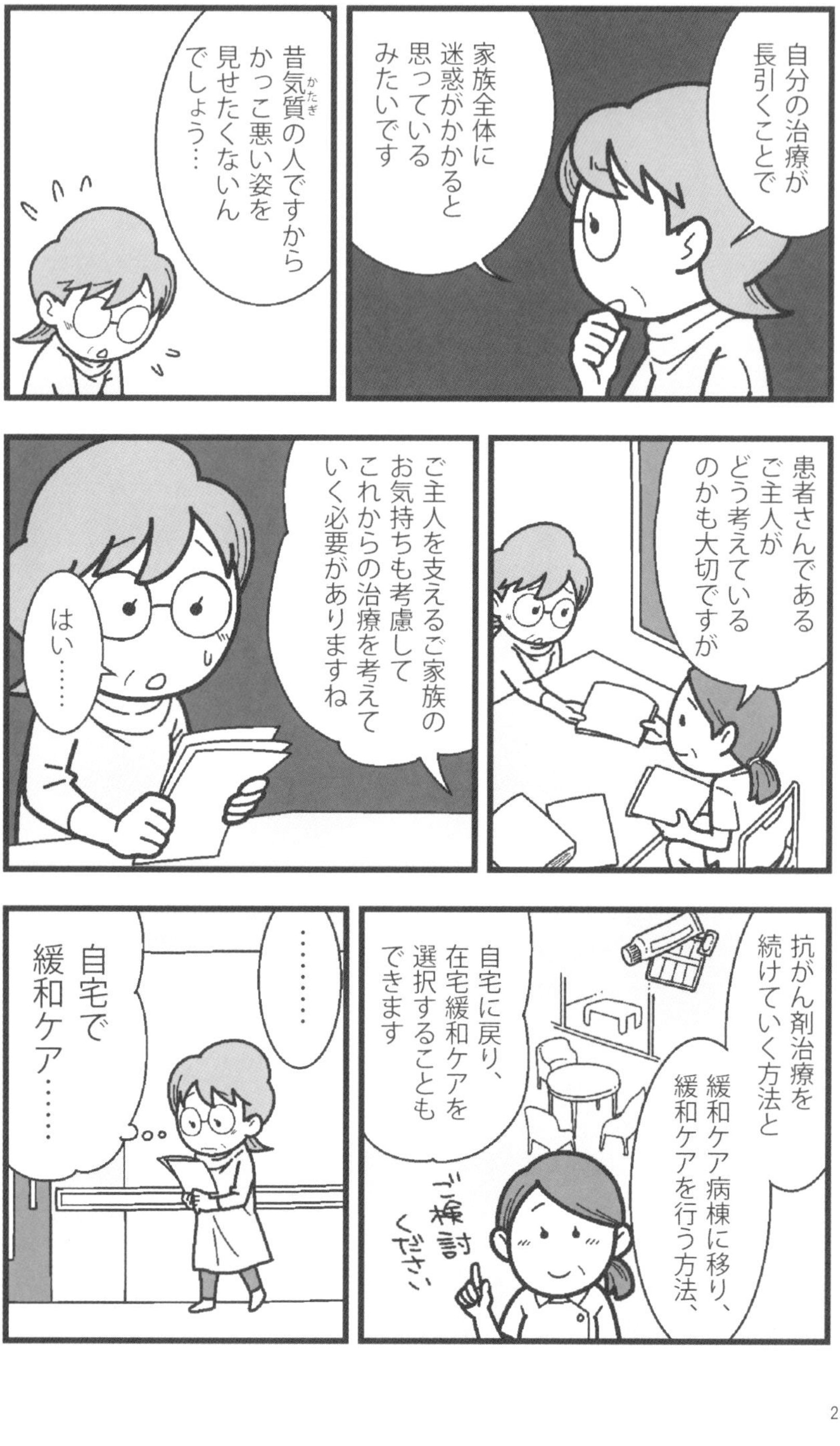
自分の治療が長引くことで
家族全体に迷惑がかかると思っているみたいです
昔気質《かたぎ》の人ですからかっこ悪い姿を見せたくないいんでしょう…
患者さんであるご主人がどう考えているのかも大切ですが
ご主人を支えるご家族のお気持ちも考慮してこれからの治療を考えていく必要がありますね
はい……
抗がん剤治療を続けていく方法と
緩和ケア病棟に移り、緩和ケアを行う方法、
自宅に戻り、在宅緩和ケアを選択することもできます
ご検討ください
………
自宅で緩和ケア……

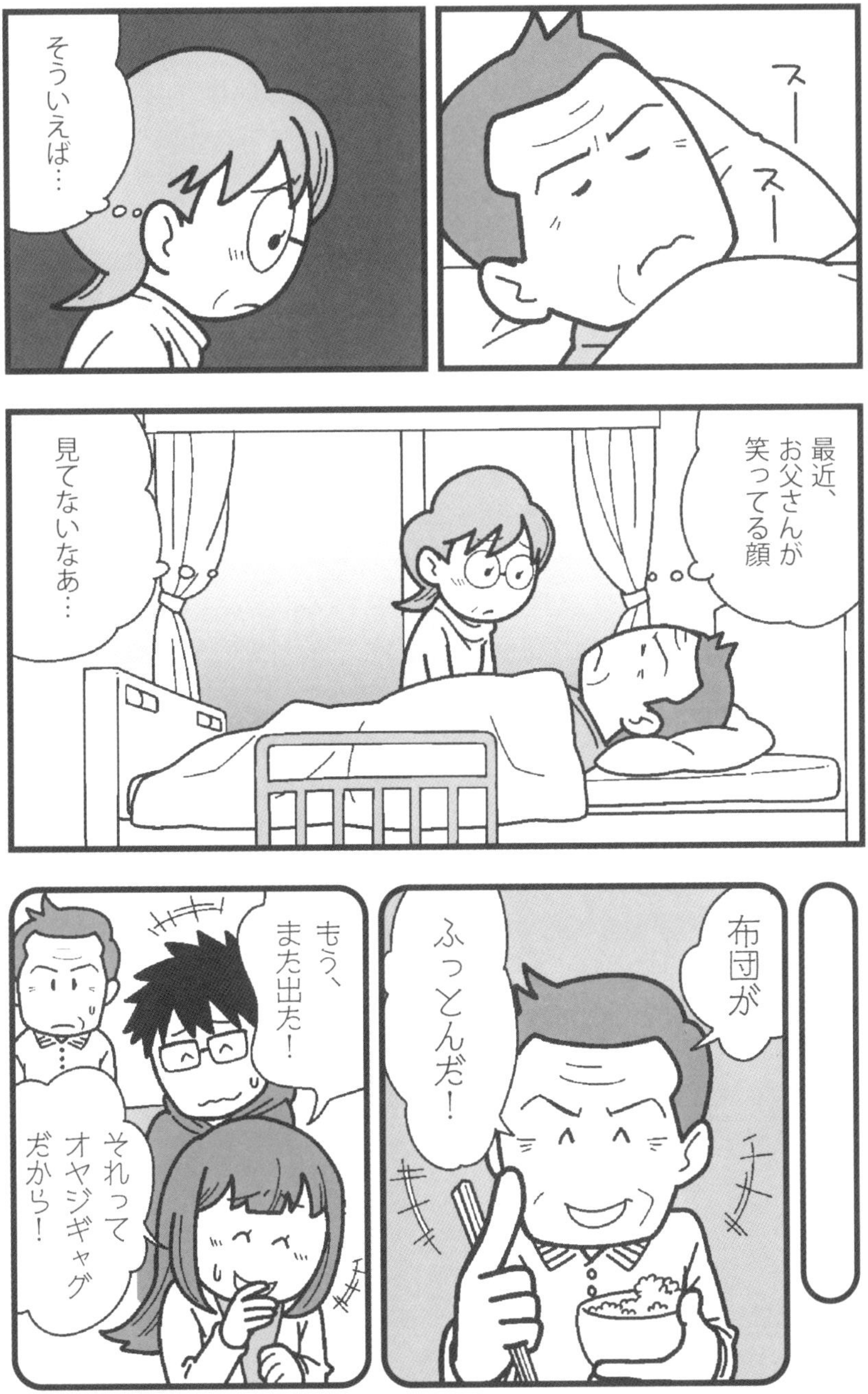
スーー
スーー
そういえば…
最近、お父さんが笑ってる顔
見てないなあ…
布団が
ふっとんだ!
もう、また出た!
それってオヤジギャグだから!

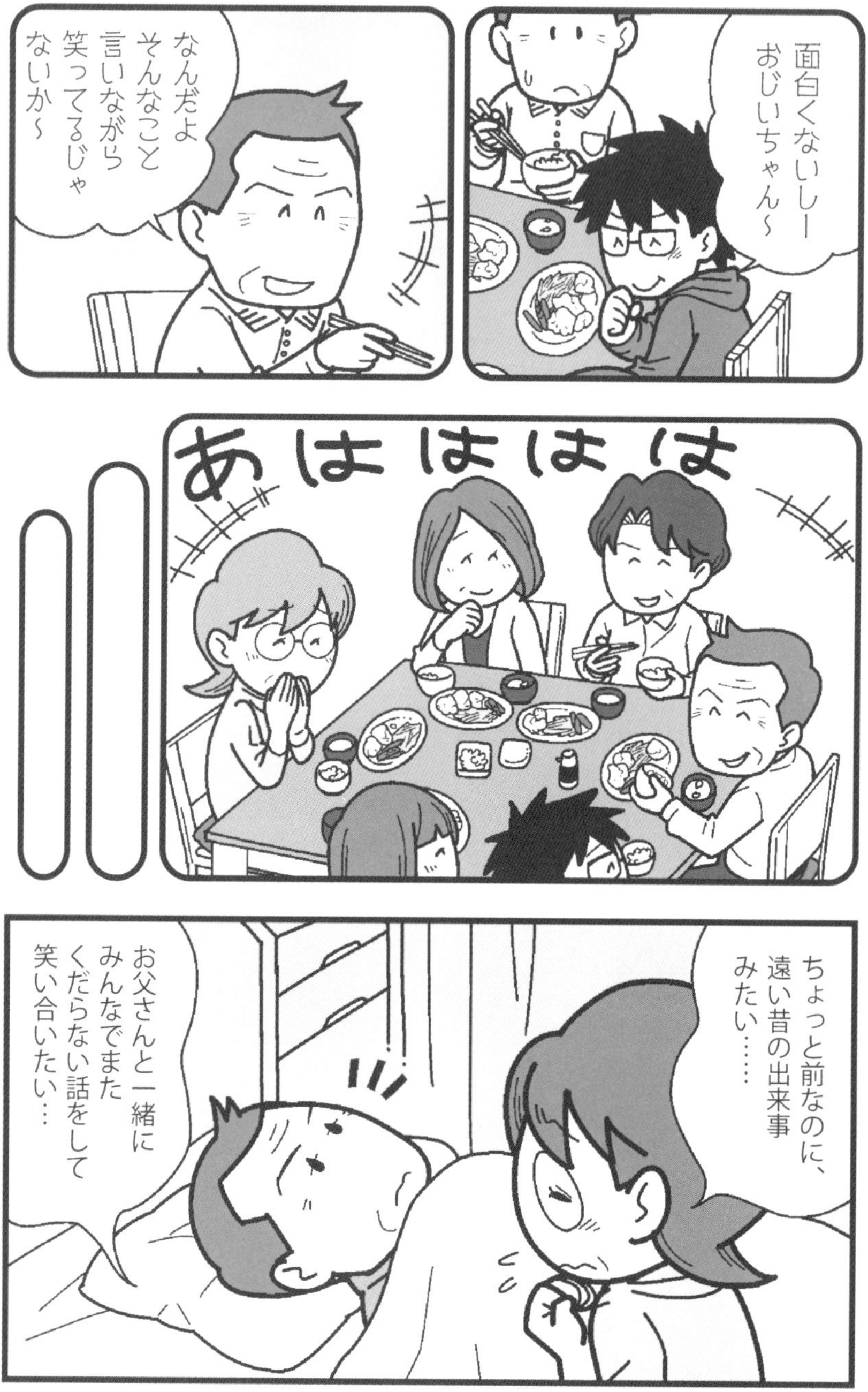
面白くないしー
おじいちゃん～
なんだよ
そんなこと
言いながら
笑ってるじゃ
ないか～
あはははは
ちょっと前なのに、
遠い昔の出来事
みたい……
お父さんと一緒に
みんなでまた
くだらない話をして
笑い合いたい…

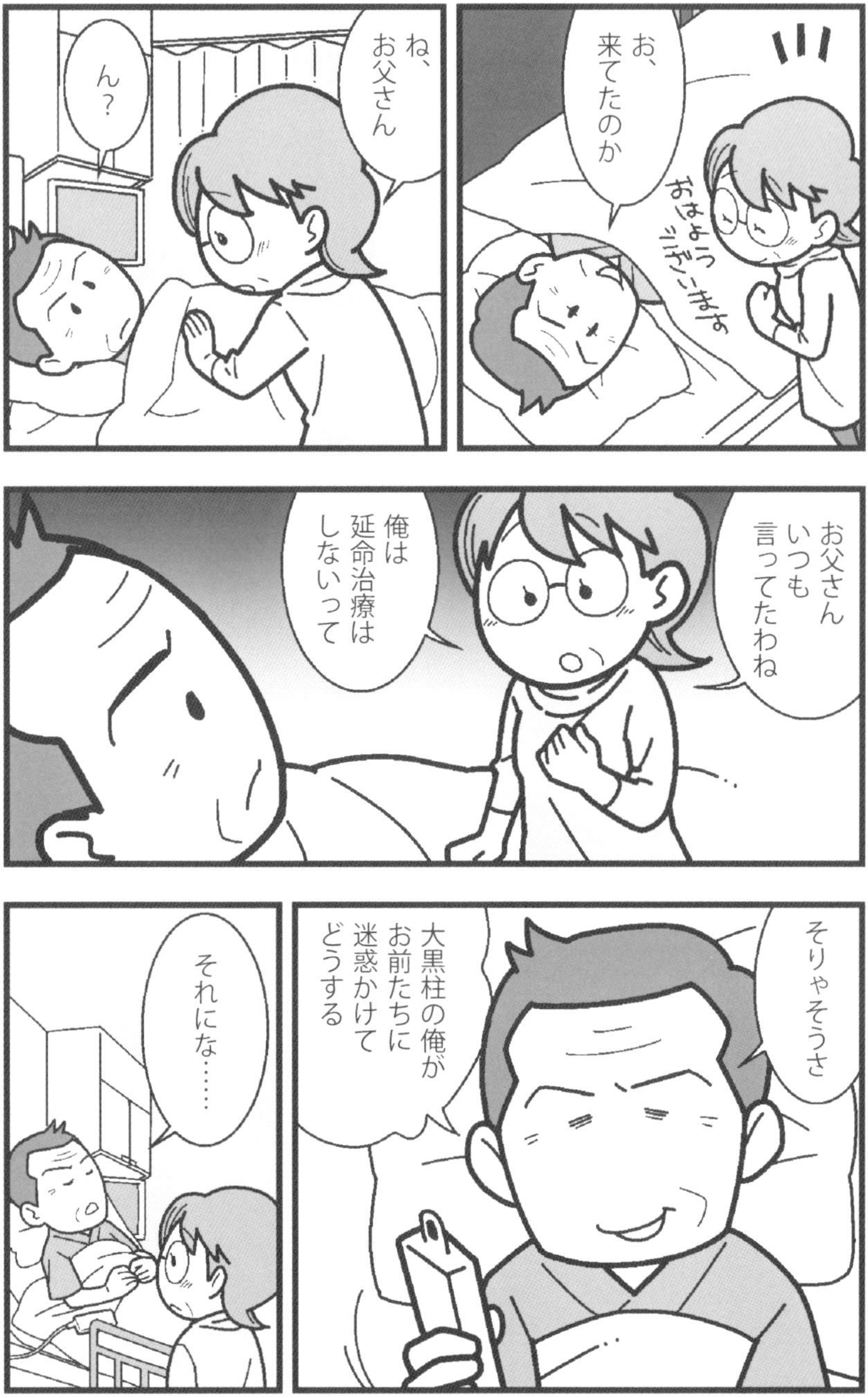
おはようございます
お、来てたのか
ね、お父さん
ん？
お父さん いつも 言ってたわね
俺は 延命治療は しないって
そりゃそうさ
大黒柱の俺が お前たちに 迷惑かけて どうする
それにな……

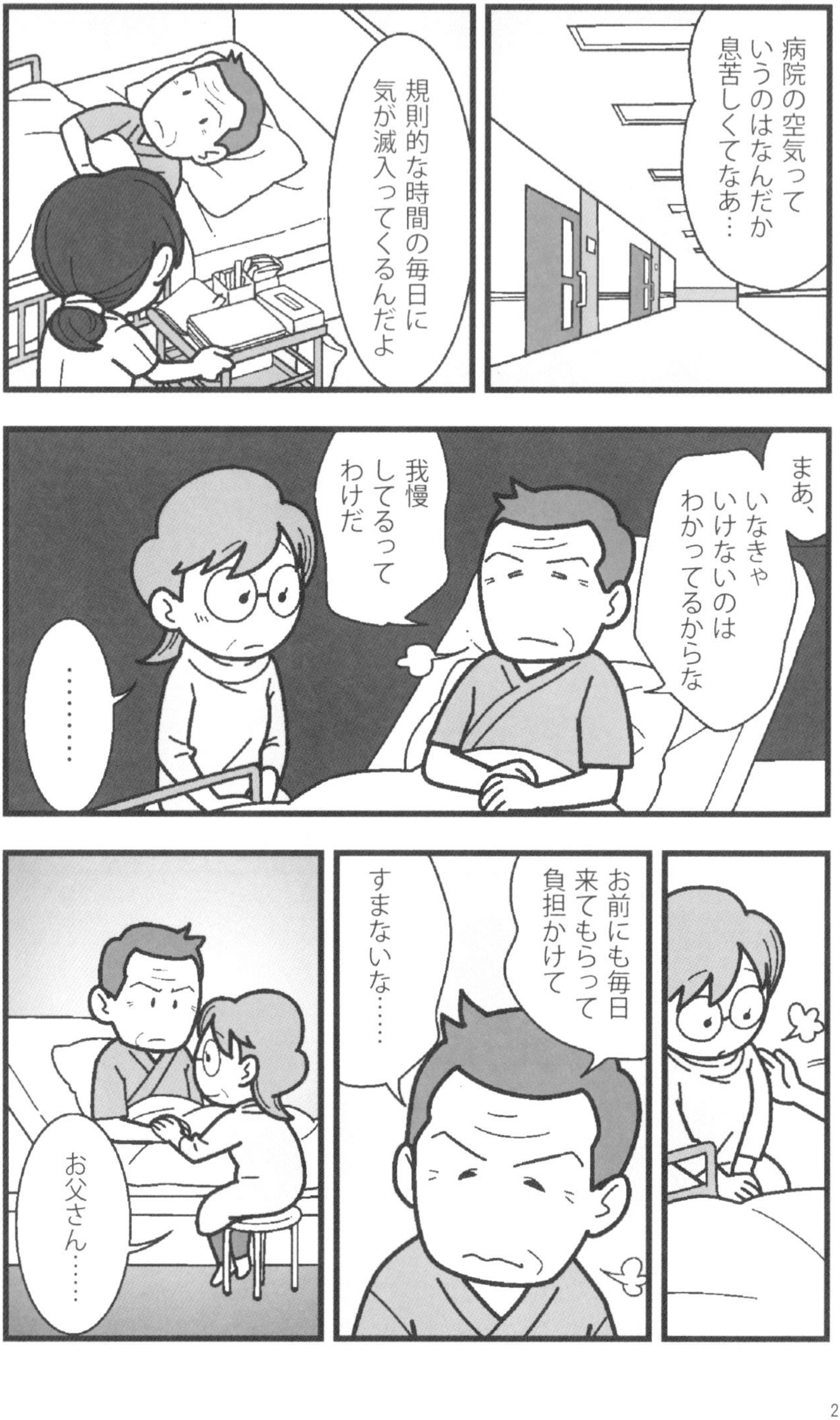
病院の空気っていうのはなんだか息苦しくてなあ…
規則的な時間の毎日に気が滅入ってくるんだよ
まあ、いなきゃいけないのはわかってるからな
我慢してるってわけだ
………
お前にも毎日来てもらって負担かけて
すまないな……
お父さん……

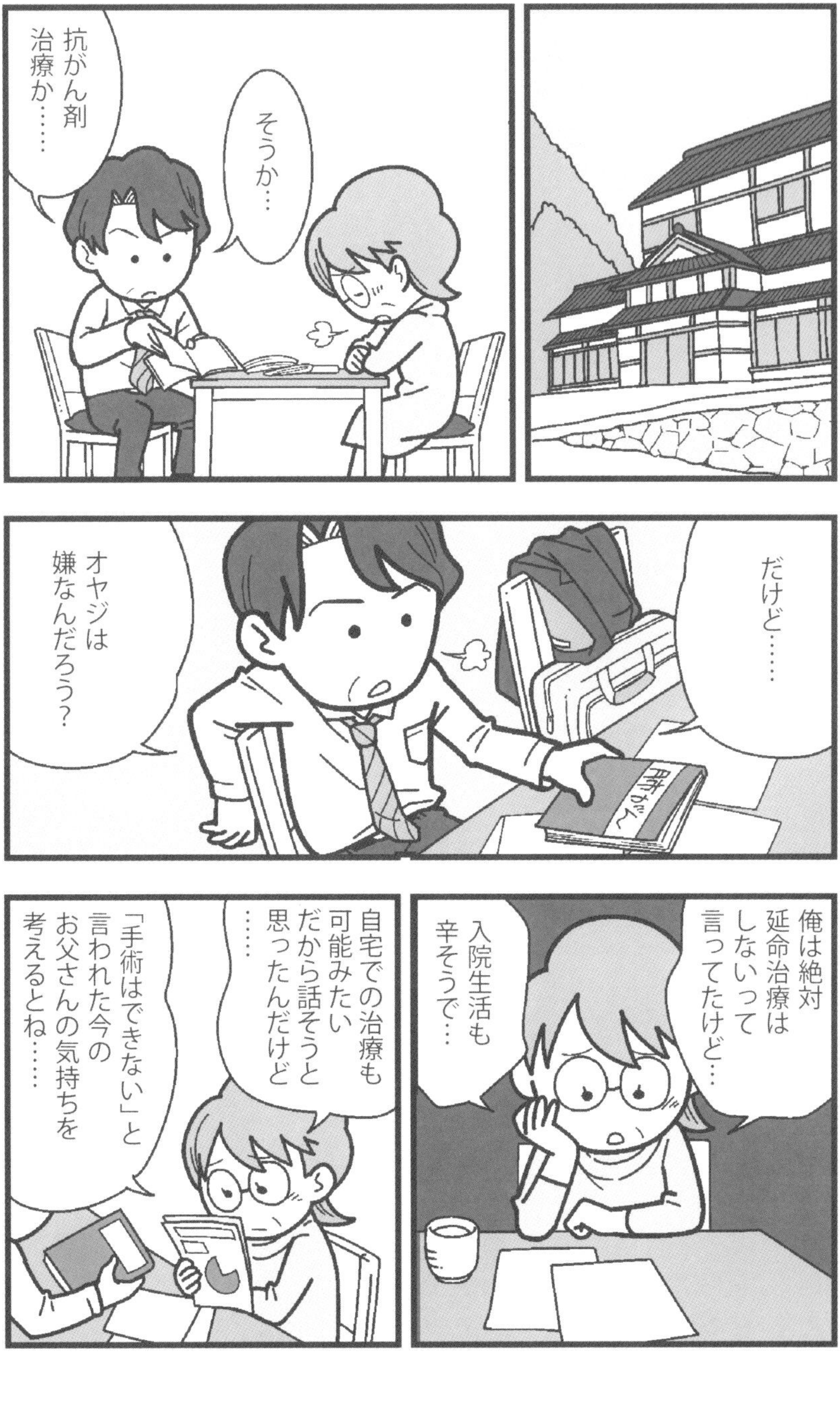
そうか…
抗がん剤治療か……
だけど……
オヤジは嫌なんだろう？
俺は絶対延命治療はしないって言ってたけど…
入院生活も辛そうで…
自宅での治療も可能みたいだから話そうと思ったんだけど……
「手術はできない」と言われた今のお父さんの気持ちを考えるとね……

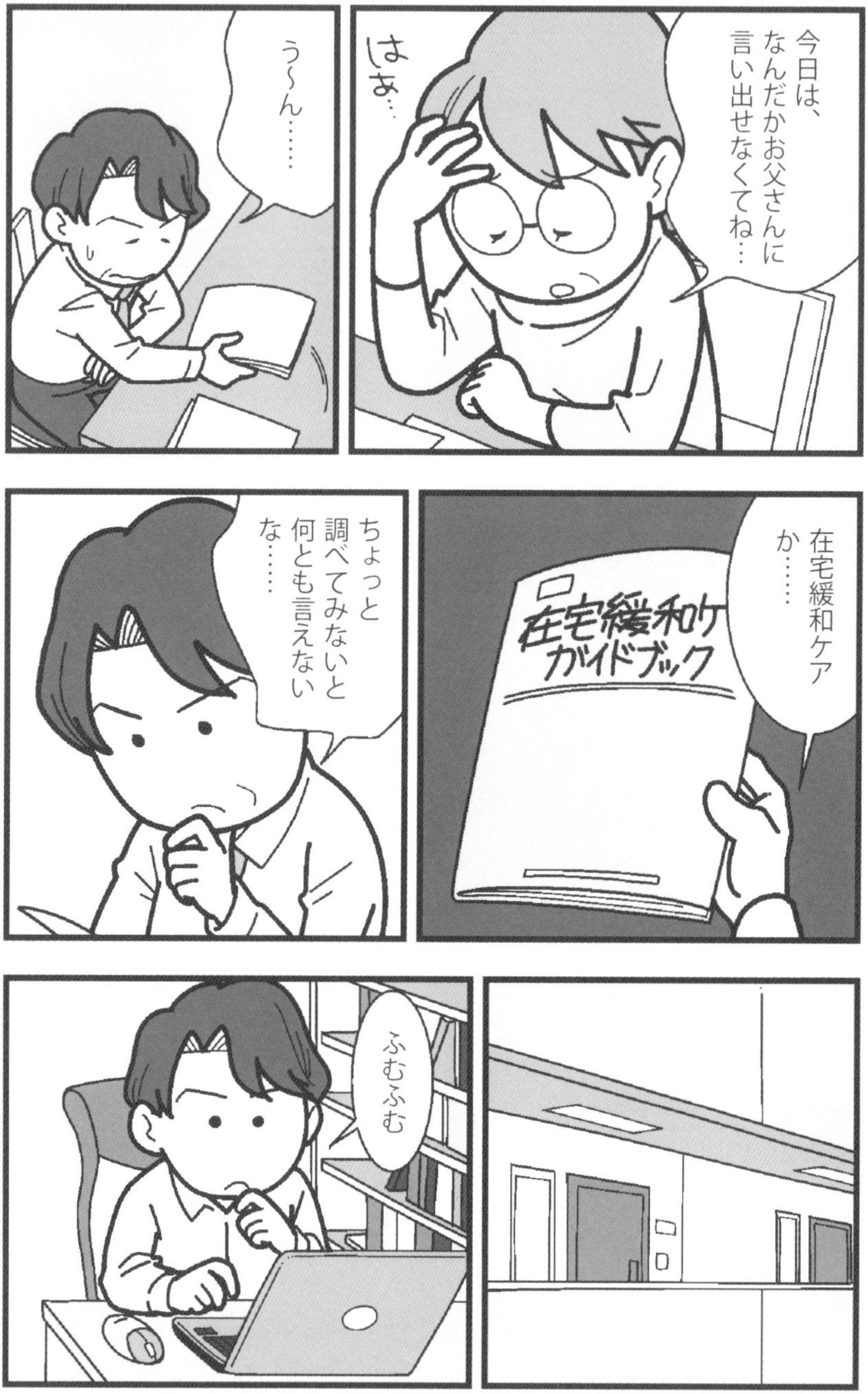
今日は、なんだかお父さんに言い出せなくてね…
はぁ…
う〜ん……
在宅緩和ケアか……
在宅緩和ケ
ガイドブック
ちょっと調べてみないと何とも言えないな……
ふむふむ

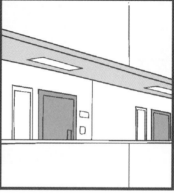

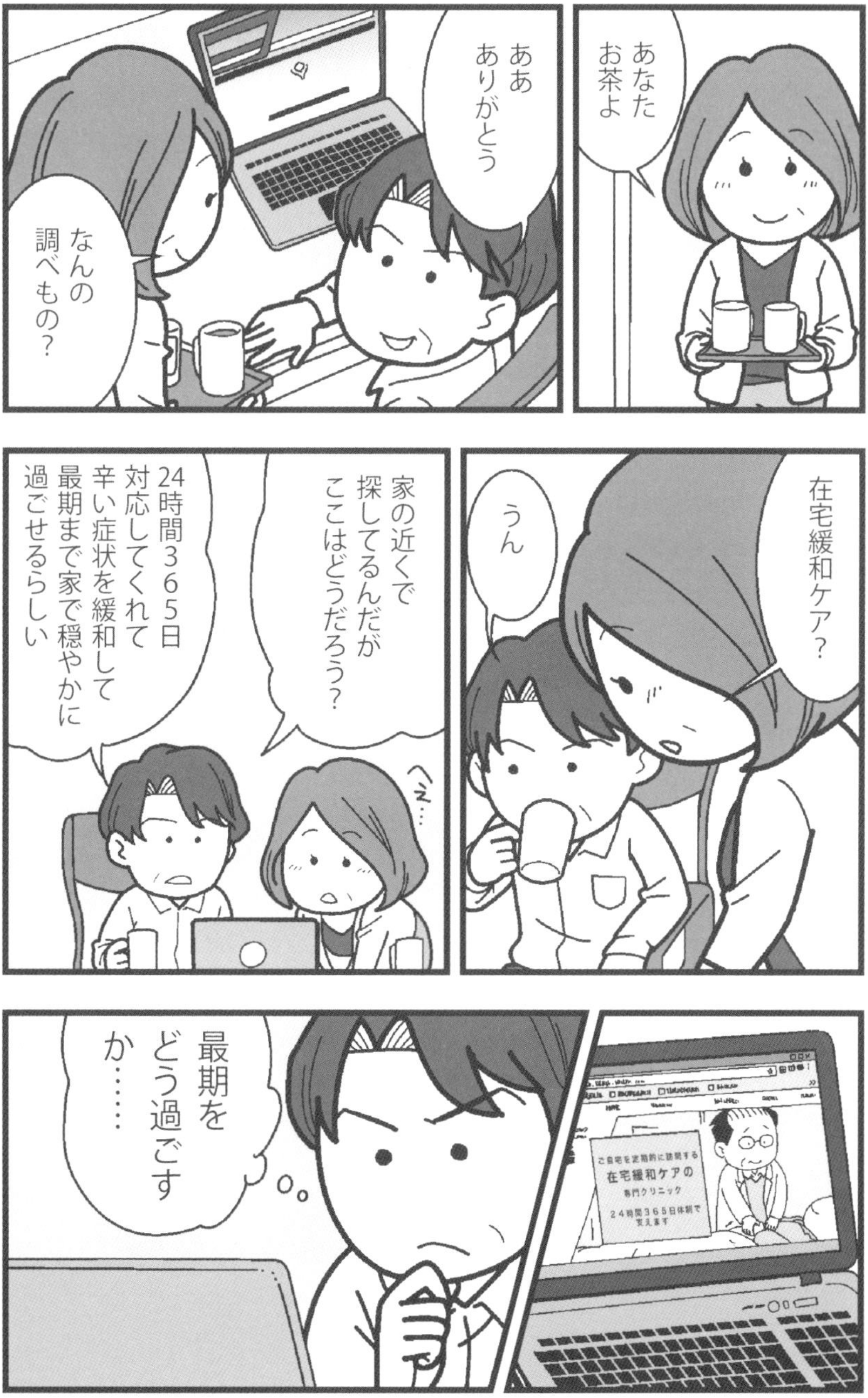
あなた
お茶よ
ああ
ありがとう
なんの
調べもの？
在宅緩和ケア？
うん
家の近くで
探してるんだが
ここはどうだろう？
24時間365日
対応してくれて
辛い症状を緩和して
最期まで家で穏やかに
過ごせるらしい
最期を
どう過ごす
か……
ご自宅を定期的に訪問する
在宅緩和ケアの
専門クリニック
24時間365日体制で
支えます

病院は治療する場所で死に場所ではない

「人生の最期をどこで迎えるのか」

また「どんな状況で自分が死んでいくのか」

そんなことを、じっくりと考えたことはありますか。

「病院のベッドの上で、家族に見守られながら穏やかに死んでいくのかな」

「ふとんの中で死んで、そのまま誰にも見つけてもらえないかもしれない」

など、想像する内容は人それぞれでしょう。

「住み慣れた家で、家族に見守られながら最期の日を迎えるのが理想」と思っていても、「実際にその時が来たら、どこでどうやって死ぬかなんて自分で決められるものじゃないから、考えても仕方がない」とあきらめている方もいるかもしれません。

しかし、最期の時をどこでどう迎えるかは、実は自分で決めることができるのです。

今、日本で死亡場所として一番多いのは、病院です。

しかし、死亡場所として一番多い病院なら幸せな死が迎えられるかというと、残念ながらそうではありません。なぜなら、病院は本来治療をする場所であって、死に場所ではないからです。

日本の医療は世界最高の水準にあるので、様々な治療を施し、命を取り留めることができます。治療を続け、生きながらえて、再び元気になり社会に復帰できる場合はもちろんいいですが、もうほとんど治る見込みがない状況の人に対しても、延命医療は続けられます。

人工呼吸器をつけて呼吸させたり、低下した血圧を上げたり、もうすでに栄養も水分も体が拒否していたとしても、胃ろう（胃に管を通して直接栄養を送る）や点滴をして、生きることを続けさせることができるのです。

本来であれば、高齢で衰弱しゆるやかに死んでいけるのに、そんな風にたくさんの管につながれたとしたら、穏やかどころか、結果、悲惨な死となってしまうことも多いのです。

病院に行きさえすれば、なんとかしてくれるだろう、穏やかな状態になれるだろうというのは、実は大きな錯覚でしかありません。それどころか、逆に、「穏やかに死なせてくれない場所」とさえ言えるのが、今の病院なのです。

余命告知と延命治療

がんの治療は時代とともに進化し、生存率が高まりました。5年生存率という言葉もよく耳にするのではないでしょうか？　早期発見であれば、手術や放射線治療、抗がん剤治療など、選択肢も多く完治も望めるようになってきています。

それでも未だに、日本人の死因第1位はがんです。がんになった場所や進行度合いによっては、見つかった時にはすでに手遅れということもまだまだ多くあります。

しかし、医師は手遅れとわかっても、検査や治療を続けます。

2006年6月に、「がん対策基本法」という法律ができました。がん治療の均てん化、つまり、日本全国どの都道府県であっても、同じレベルの医療が受けられるようになり、がんの生存率は大きく改善しました。

一方、この法律によりがん治療がマニュアル化され、完治が難しい患者さんにも、マニュアルどおりに次から次へと治療が行なわれるようになりました。その結果、体も心もボロボロになり、死ぬ直前まで延々と治療が行なわれるようになったのです。

がんは統計的なデータから余命が算出しやすい疾病です。医師は、それまでの経験や日本人のがん患者のデータ、がんのタイプと進行の状況をみて、余命を推測し、それを患者さんや家族に告げることが多くなっています。

不思議なのは「あなたの命はこれくらいですよ」と余命が短いということを告げているのに、何もしないで過ごす選択を示すことなく、様々な検査や治療が始まるということです。

そして、とうとう何もできなくなったところで初めて、医師は患者さんを手放します。患者さんから見れば、放り出されたと感じるでしょう。余命が予測できた時点で選択肢を提案してくれる医師ならばいいですが、そんな医師ばかりとは限りません。

医師が選択肢を提案してくれない場合、患者さんやその家族は、どういった治療を受けたいのか、またどういった治療は受けたくないのかを考えることができません。ましてや、それがすでに完治が見込めない状況に陥ってしまっている場合は、最期の時のことすら考えることができないのです。

ステージがかなり進んだ状態で余命半年という診断の場合、私は抗がん剤を使う苦しい選択よりもその半年を患者さんが有意義に過ごす時間を持つことを提案しています。

看取る施設、看取らない施設

穏やかな最期を迎える場と聞いて、ホスピスを思い浮かべる人も多いでしょう。

本来ホスピスとは、積極的な治療の効果が認められない、余命の短い患者さんが安らかに過ごせるよう援助するプログラムのことを言います。

近年では、看取りを含む終末期ケア（ターミナルケア）や、それを行なう施設などを含み、より広い意味で使われています。最期を迎えるのにふさわしい場所のひとつです。しかし、ホスピスは絶対数が足りず、いざ入りたいという段階になってもベッドが空くまで2、3ヶ月待たなければいけないということが多々あります。

高齢であれば、特別養護老人ホーム（特養）、有料の老人ホームや、最近ではサービス付き高齢者向け住宅（サ高住）というものも、終《つい》の棲家《すみか》の選択肢としてあります。

特養は要介護3以上の人が入居でき、看取りまで行なえる施設です。介護保険の施設のため、費用も安価ですが、ゆえに待機者が多く2、3年待ちというところも多いので、なかなか入るのには難しいところです。その上、ターミナルケアも不十分な所が多いようです。

介護付き老人ホームは、入居一時金を支払い、さらに毎月の費用も発生しますが、ホームが提供する介護サービスを利用することができます。介護保険利用分は自己負担です。

いいサービスも受けられますが、費用もそれなりにかかり、利用できる人は限られてくるでしょう。看取りまで行なってくれるかどうかは、不透明です。

サ高住も高齢の方にとっては選択肢のひとつでしょう。しかし、サ高住は終の棲家ではありません。生活相談・緊急時対応・安否確認などのサービスがついた賃貸住宅です。もともとは介護に手がかからない人を想定して作られたため、基本的には介護サービスはついていません。必要があれば別途契約をして、訪問介護サービスやデイサービスなどを受けることができます。

ところが、最近は自由が利く人は入居を断られる傾向があります。

サ高住は訪問介護事業所を併設して、入居者が介護サービスを希望したらそこからヘルパーを派遣することで、介護報酬も収入としています。介護保険から支払われる介護報酬は、要介護度が高いほど増えるので、要介護度が高い、つまり寝たきりに近い人を選別して受け入れるようになりました。一方、医師や看護師を常駐させるサ高住はほとんどなく、いざとなったら救急車で病院へというのが基本です。

サ高住や有料老人ホームは、利益を出すのが前提の民間の会社がやっている所がほとんどです。本当に必要なケアを十分に受けようと思ったら、更に別途高額な費用がかかります。看取りに対しても同じことが言えます。費用が出せない人は利用できないので、結果的に必要な介護を受けられず、介護難民が増大していると思われます。

施設を調べる場合に、看取りを前提としているか、また看取りの実績があるかなどまで、よく調べて検討してほしいと思います。実績がないところは、いざとなったら救急車を呼ばれ、病院に搬送、そこで最期を迎えているということでしょう。

「病院完結型」から「地域完結型」へのシフトチェンジ

私が在宅緩和ケアクリニックを開業したのは介護保険がスタートする2ヶ月前の2000年2月です。高齢化社会の到来で訪問看護、在宅医療の充実が図られていた時期でした。周りの認識は「介護保険ってなに?」「ケアマネ?　がキーマン?　どういうこと?」という感じでした。私も介護保険を知るために第2回目のケアマネ試験を受け、合格しました。

これから始める在宅緩和ケアには介護保険の知識、ケアマネジャーの存在が重要で、在宅医療、訪問看護、在宅介護の連携が不可欠であると認識を深めました。

その後、診療報酬上の在宅医療の充実も進み、２００６年には在宅看取りを推進するため在宅療養支援診療所が創設されました。1万2千を超える全国の診療所が届けを出しましたが、在宅看取りは増えていきませんでした。

２００７年に「がん対策基本法」が施行され、がん治療の均てん化、緩和ケアの重要性等が謳《うた》われ、全国にがん診療拠点病院が整備され、そのすべてに緩和ケアチームが誕生しました。高齢者の増加、がん患者の増加、看取りの場所としての在宅、在宅医療・訪問看護・在宅介護の連携、緩和ケアの重要性が認識され、在宅緩和ケアの時代が来ることを確信したのを覚えています。その後も診療報酬改定などで在宅看取り、在宅緩和ケアの推進が図られましたが、在宅看取り数は増えませんでした。

時間だけは経過し、この国は高齢化率が21%を超え、超高齢社会に突入しました。増え続ける高齢者、２０２５年には団塊世代が75歳の後期高齢者となり、看取りの場所の確保が困難になることが確実に予想されていました。

そんな中、２０１２年に施行された「社会保障制度改革推進法」の下に著名な有識者が「社会保障制度改革国民会議」のために招集され、２０１２年11月30日から２０１３年8月5日までに20回の会議が行なわれました。

その報告書が新たな時代のバイブルとなりました。行なわれた翌日8月6日の報告書を読んで、今まで構想されて動き始めていた「地域包括ケアシステム」に魂が入った気がしました。ここからようやく、日本の社会保障、特に医療・介護分野のパラダイムシフトが始まったのです。翌年には後押しするように「医療介護総合確保推進法」が施行されました。惜しむらくは、この社会保障改革に投入されるはずだった消費税の増税が凍結されたことでした。

法律ができて予算が付いたこのシステムは「市町村と地区医師会で構築すべし」と決められたことにより一気に推進されたように思います。

報告書では「病院完結型」から「地域完結型」への医療システムの改革であること、「医療から介護へ」「病院・施設から地域・在宅へ」という流れを本気で進めること、超高齢化社会に見合った「地域全体で、治し、支える医療」の射程には、その時が来たら、より納得し満足できる最期を迎えることのできるように支援すること、すなわち、死すべき運命にある人間の尊厳ある死を視野に入れた「ＱＯＤ（クォリティ・オブ・デス＝死の質）を高める医療」を行なうことが強調されています。

更に、２０１６年12月には「がん対策基本法」が改正され、緩和ケアの対象が「がんその他の特定の疾病」に拡大され、やっと、先進国に追いついたように感じました。

これこそ「地域で、在宅で、24時間365日体制で、すべての疾患に緩和ケアを提供し、静かで穏やかな看取り」を20年間実践してきた当院の理念そのものであると感じた瞬間でした。

在宅緩和ケアのこれからの役目

在宅緩和ケアのこれからの役目は、医療・看護・介護などからなる「洗練された地域緩和ケアチーム」を育成し、最期まで地域を支え、看取りに貢献していくことだと思っています。

しかし、一点だけ危惧していることがあります。

私が20年前に在宅緩和ケアを始めた頃とは世間の様相が激変し、今は高齢者を対象とした在宅ビジネスが全盛の時代になっていることです。医療・介護だけでも在宅医療、訪問看護、訪問介護、訪問歯科、訪問薬剤、訪問入浴、訪問リハビリ、訪問マッサージ、デイサービス、介護食宅配などと花盛りです。「アパート、マンションを建てるより儲かりますよ」と業者が誘い、サ高住、介護付高級高齢者マンションなどが乱立し、倒産する所も出てきています。

在宅医療、訪問看護、訪問介護などを運営する事業所も民間が多く、儲かりそうだから参入しているのが実態のようです。在宅医療の点数が高いことに目をつけ、医師でなければ設立出来ない医療法人も、医師を雇って設立し在宅医療ビジネスとして展開している所も多数存在します。

特に都会では医師会に加入することもなく、やりたい放題という印象です。24時間体制の患者さんからの緊急電話はコールセンターで受け付け、看取りに行くこともなく救急搬送の指示を出すだけのようです。

今まさに超高齢化多死時代に突入し、在宅医療・介護ビジネスは玉石混合の状態で混乱期です。

在宅医療・訪問看護・在宅介護・サ高住・高齢者マンションなどのミシュランガイドのようなものが欲しいものです。店であれば不味（まず）ければ食べない、二度と行かない、で済みますが、一度きりの看取りにおいては、良いも悪いもわからずに時間が経ち、亡くなれば訴えることも出来ません。

せめて周囲の言うことを鵜のみにせず、安易に在宅診療、訪問看護、訪問介護を選択しないことをお勧めします。自分の命、家族の命を預けることになるのです。このことを充分認識して直接訪問してくれる医師、看護師と会って信頼できる実績と人間であることを確認してほしいと思います。犠牲者が増えないことを祈るだけです。

最終の選択をする患者さんとその家族

冒頭のマンガのようなケースは決して珍しいことではなく、回復の見込みがないとしても、医師は患者さんを手放すことなく、できるかぎりの延命治療を施します。それが医師の使命だからです。

だからといって、それしか道がないわけではありません。治療をするかしないか、最期を迎える場合はどこで迎えたいかなど、一度、家族で相談してみることが重要です。

最近では医療相談室を設けている病院もありますし、セカンドオピニオンの考え方も広がってきました。また、地域に相談できるグループも多くあります。医療や介護についての疑問や相談など、積極的にしていきましょう。

最終的な選択は、患者さんとその家族にゆだねられます。納得ができる選択をするためにも、できるだけ多くの選択肢と、その選択の先にある結末についての知識を持つことが重要です。

マンガの患者さんとその家族が望むものは、「自宅で過ごすこと」「延命治療はしないこと」でした。そこで、長男はインターネットで「24時間365日対応」「最期まで穏やかに過ごせる」「辛い症状を緩和して最期まで看取る」と発言している在宅医を見つけました。

希望する治療を提供してくれる医師は病院から紹介される場合もありますし、市役所などが紹介してくれる場合もあります。インターネットや雑誌、口コミなどもあるでしょう。

最期まで自宅で過ごすことを決めたのなら、看取りをしてくれる在宅医であることも必要です。患者受け入れ数と看取り数を比較して、実際に看取りまでやっているかをぜひ確認してください。看取らない在宅緩和ケアも多くあります。

また、個人で開業されている一馬力の医院では、24時間365日対応は難しく、それではいざという時に頼ることができません。延命治療をしなくても、痛みなどの症状に対する緩和ケアは必要です。痛くて仕方ない状態で亡くなっていくのはつらいものです。それを見ている家族もつらいですし、一生悔やむことにもなりかねません。

いずれにせよ、情報を自分達でしっかりと精査しながら、望む治療を提供してくれる所を探しましょう。更に、自宅で過ごすために、何よりも大切なのは患者さんのお世話をする人たちの存在です。

医師もそうですが、看護師、薬剤師、ケアマネジャー、ヘルパーといった多職種がチームで患者さんを支えていく必要があります。次の章から、患者さんとその家族の決断、そして在宅医との実際の面談、そしてどういった治療が実施されていくのか、在宅緩和ケアの様子を見ていきましょう。

2章

実行するためのトリセツ

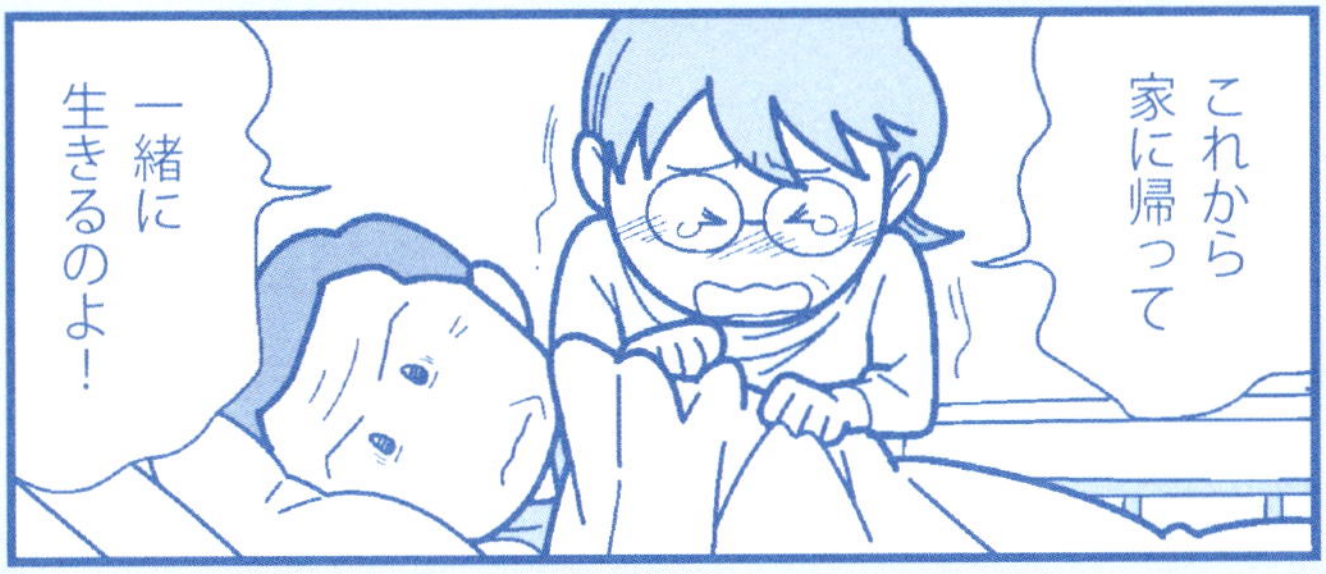

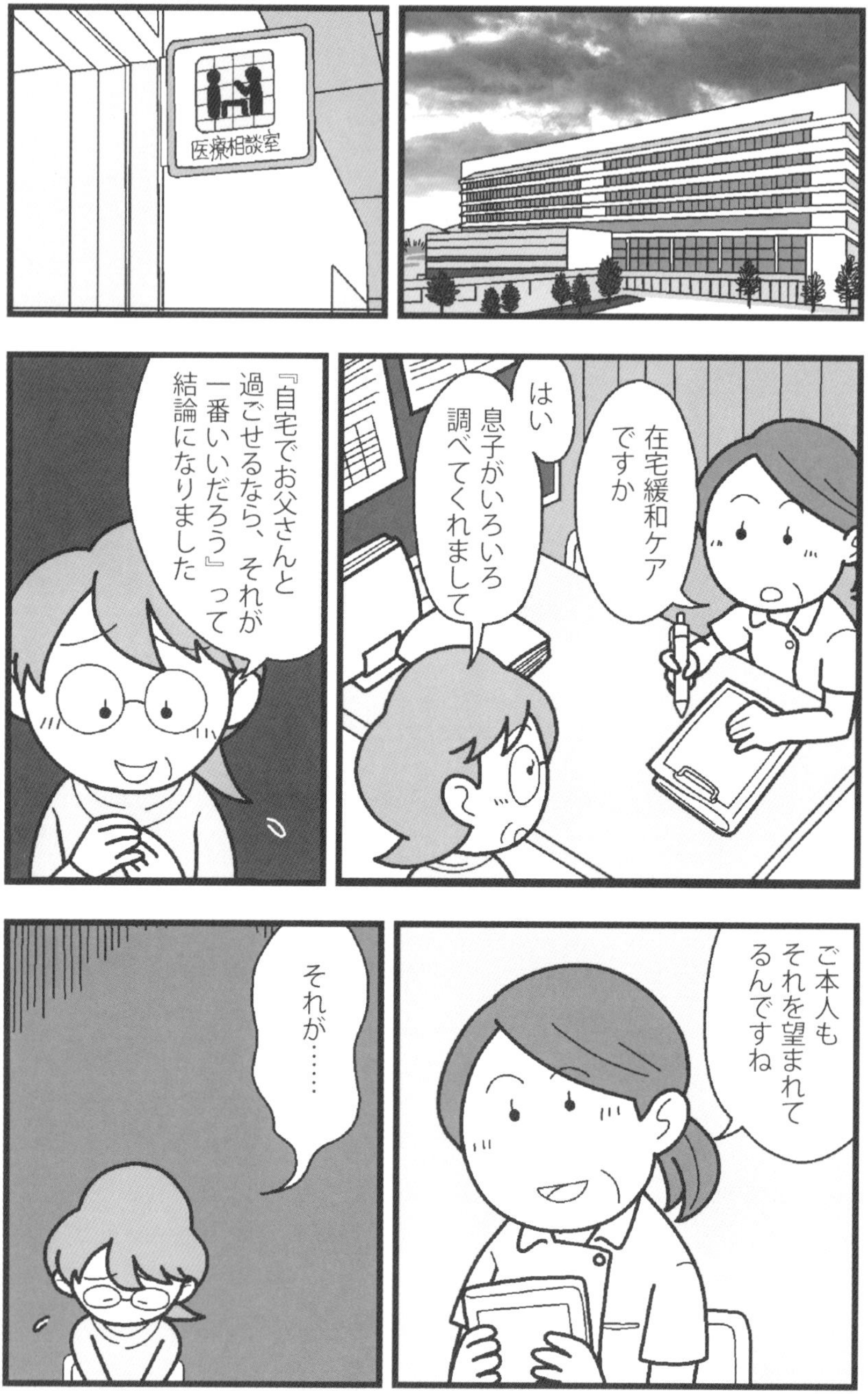
医療相談室
在宅緩和ケアですか
はい
息子がいろいろ調べてくれまして
『自宅でお父さんと過ごせるなら、それが一番いいだろう』って結論になりました
ご本人もそれを望まれてるんですね
それが……

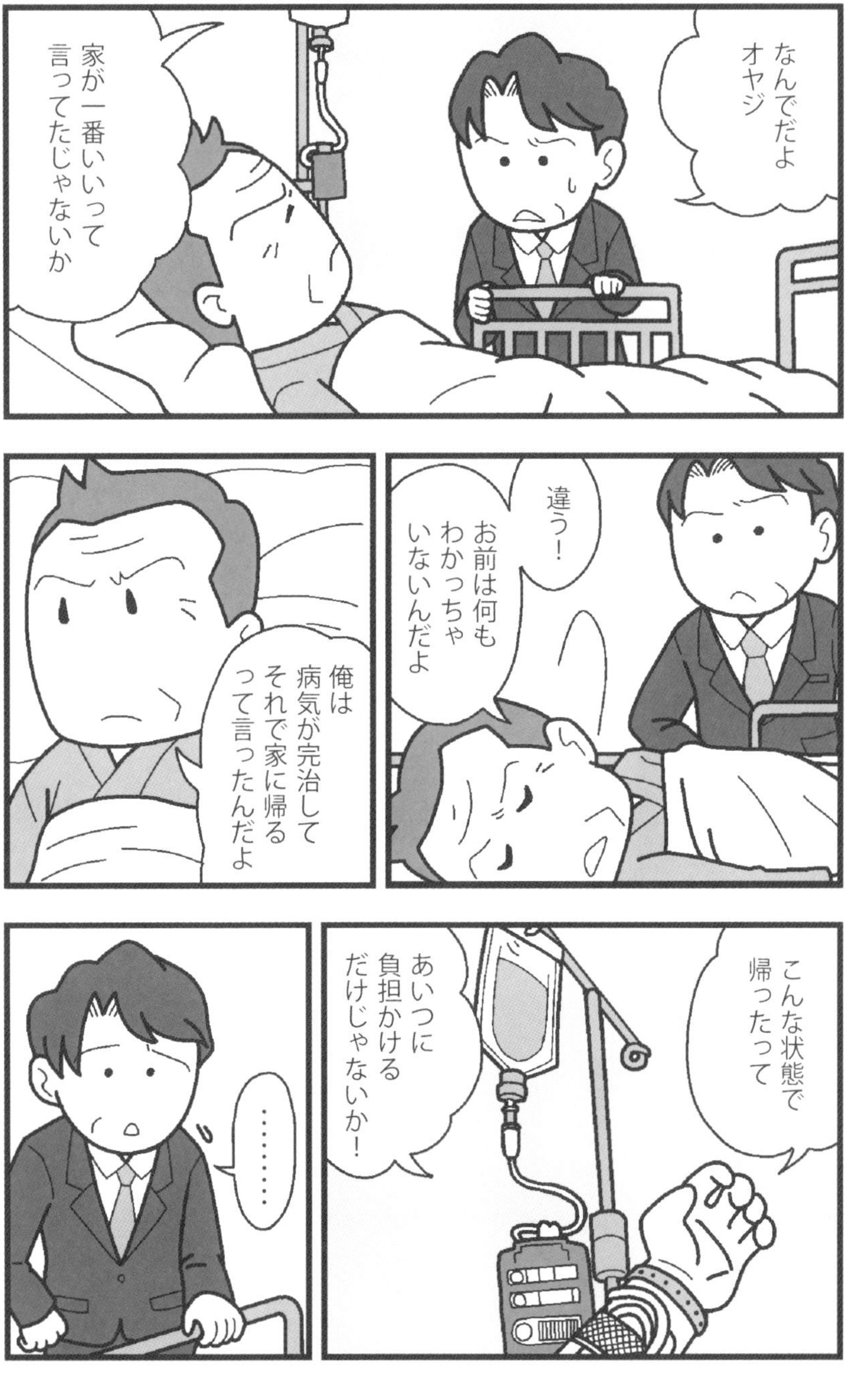
なんでだよ
オヤジ
家が一番いいって
言ってたじゃないか
違う！
お前は何も
わかっちゃ
いないんだよ
俺は
病気が完治して
それで家に帰る
って言ったんだよ
こんな状態で
帰ったって
あいつに
負担かける
だけじゃないか！
………

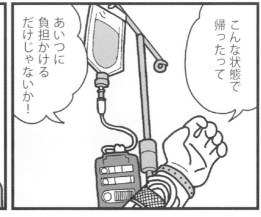

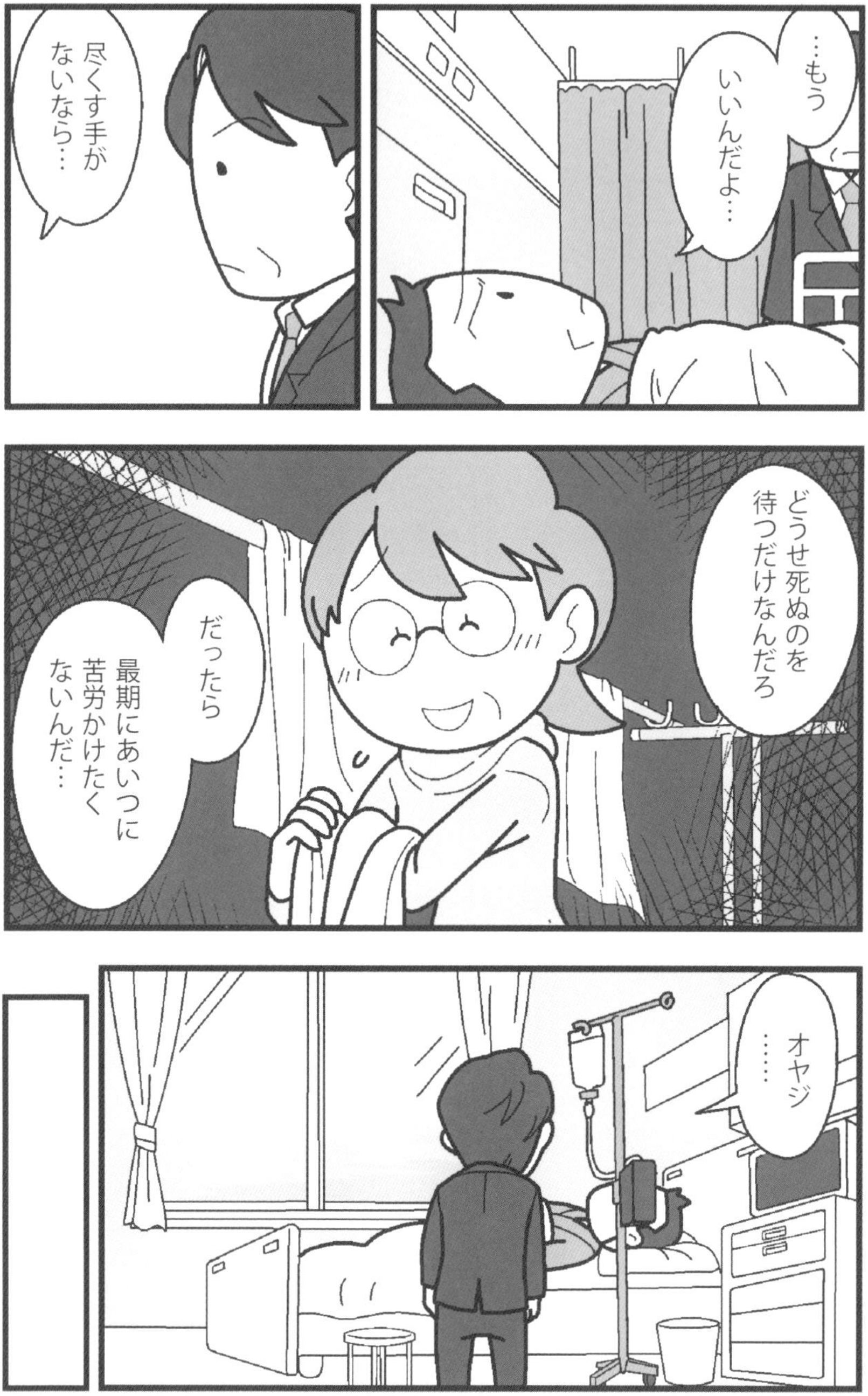
…もう
いいんだよ…
尽くす手が
ないなら…
どうせ死ぬのを
待つだけなんだろ
だったら
最期にあいつに
苦労かけたく
ないんだ…
オヤジ
……

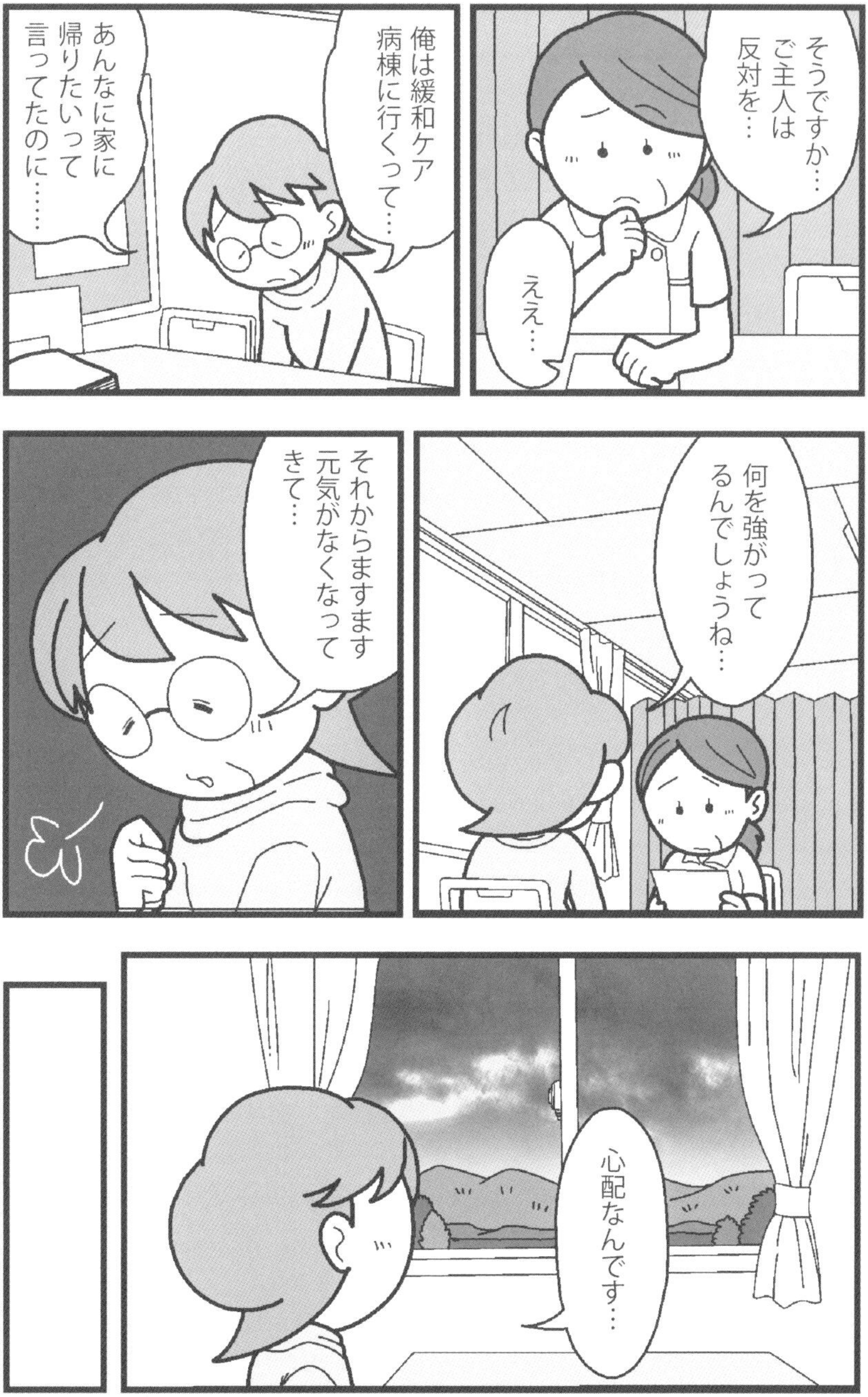
そうですか…
ご主人は
反対を…
ええ…
俺は緩和ケア
病棟に行くって…
あんなに家に
帰りたいって
言ってたのに……
何を強がって
るんでしょうね…
それからますます
元気がなくなって
きて…
心配なんです…

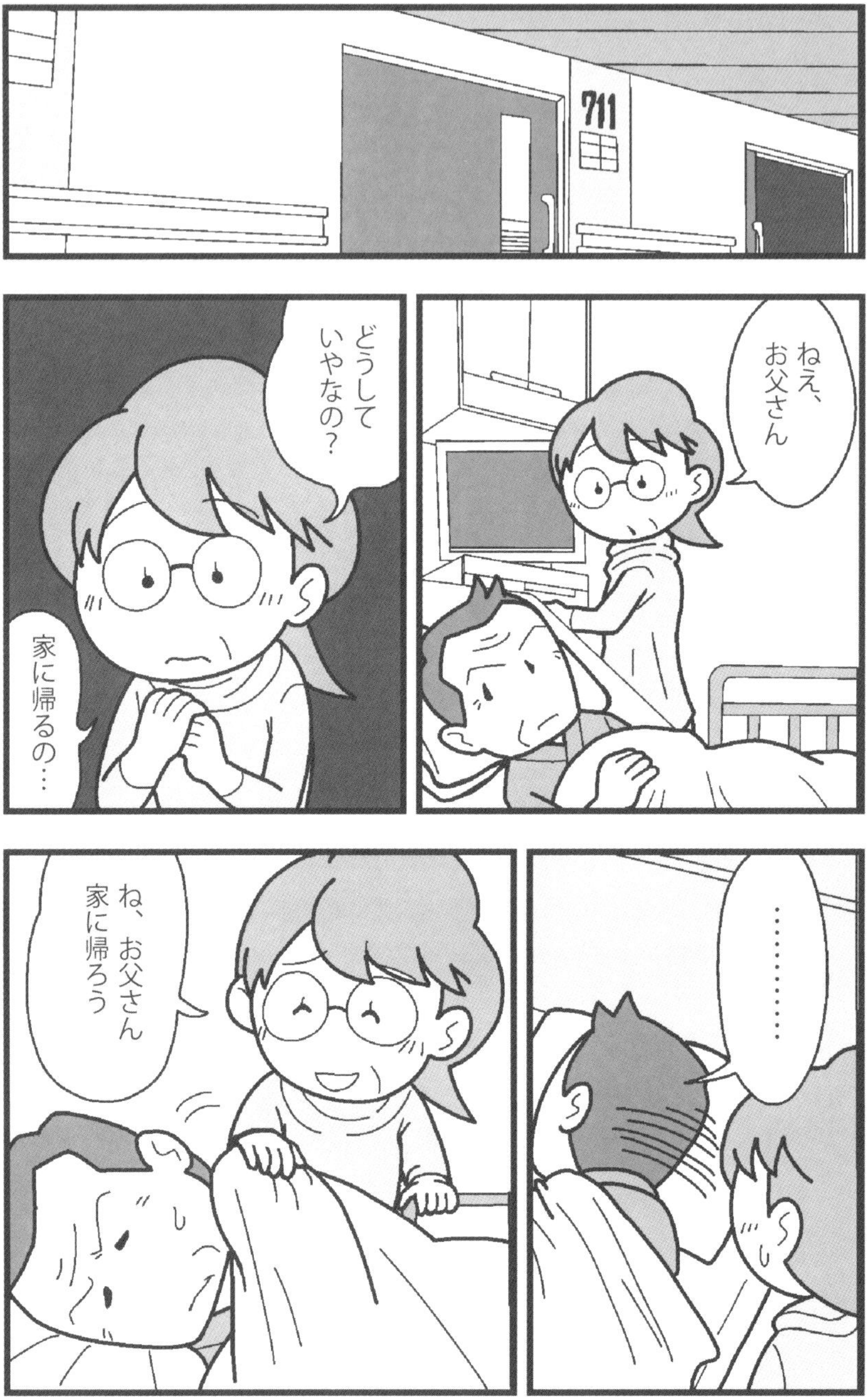
711
ねえ、お父さん
どうしていやなの？
家に帰るの…
…………
ね、お父さん 家に帰ろう

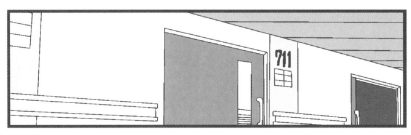

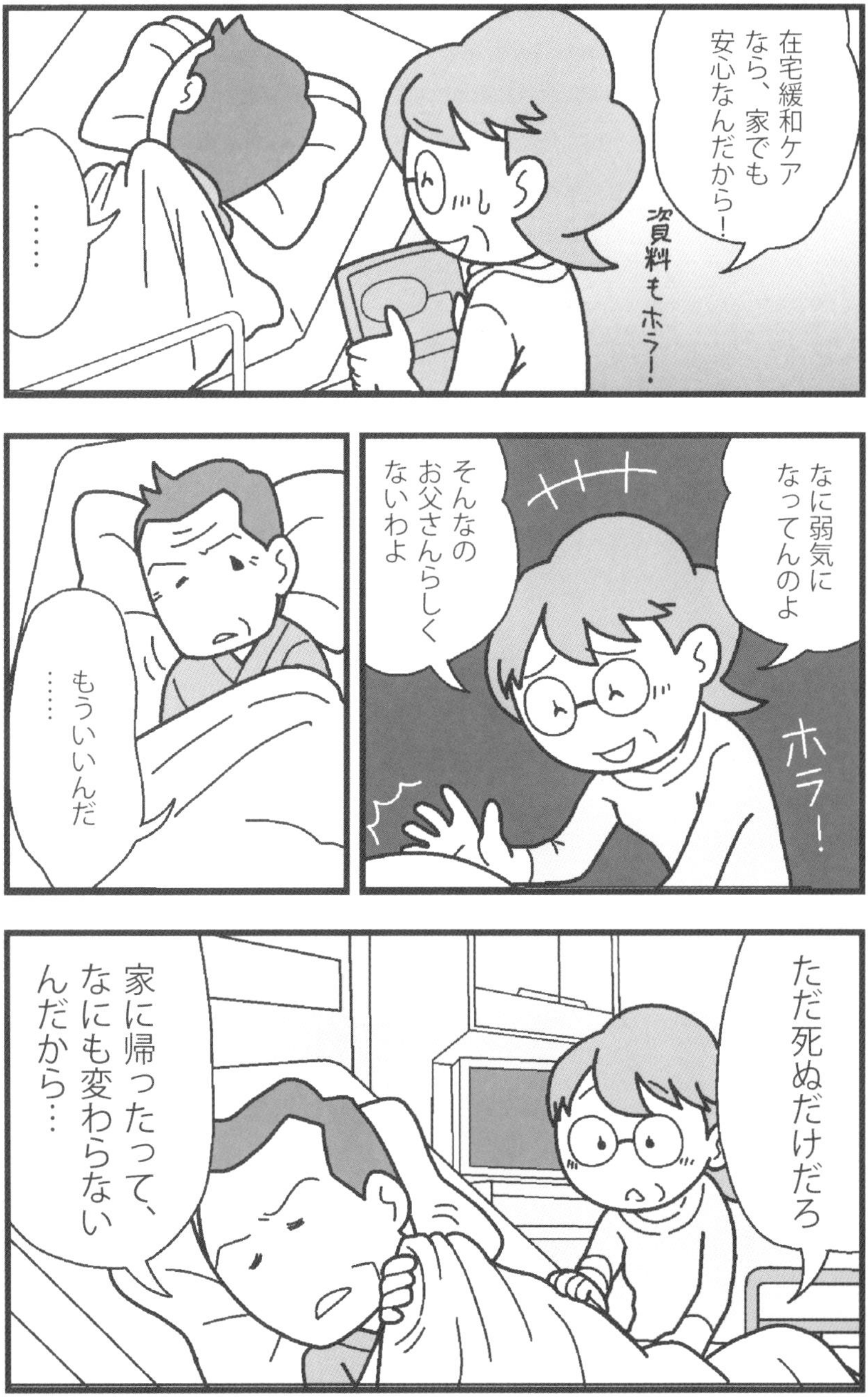
在宅緩和ケアなら、家でも安心なんだから！
資料もホラ！
……
なに弱気になってんのよ
そんなのお父さんらしくないわよ
ホラ！
……もういいんだ
ただ死ぬだけだろ
家に帰ったって、なにも変わらないんだから…

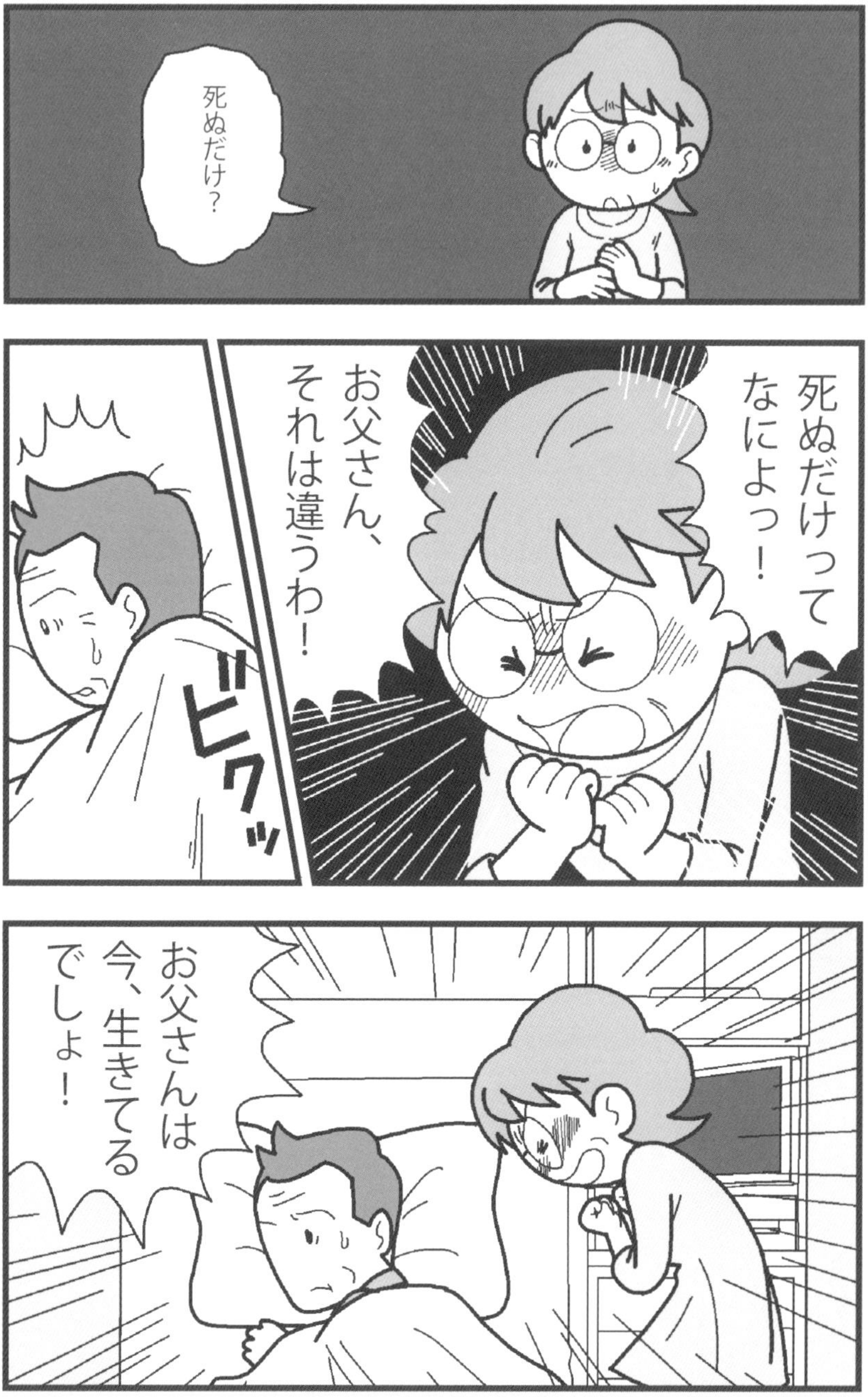
死ぬだけ?
死ぬだけってなによっ!
お父さん、それは違うわ!
ビクッ
お父さんは今、生きてるでしょ!

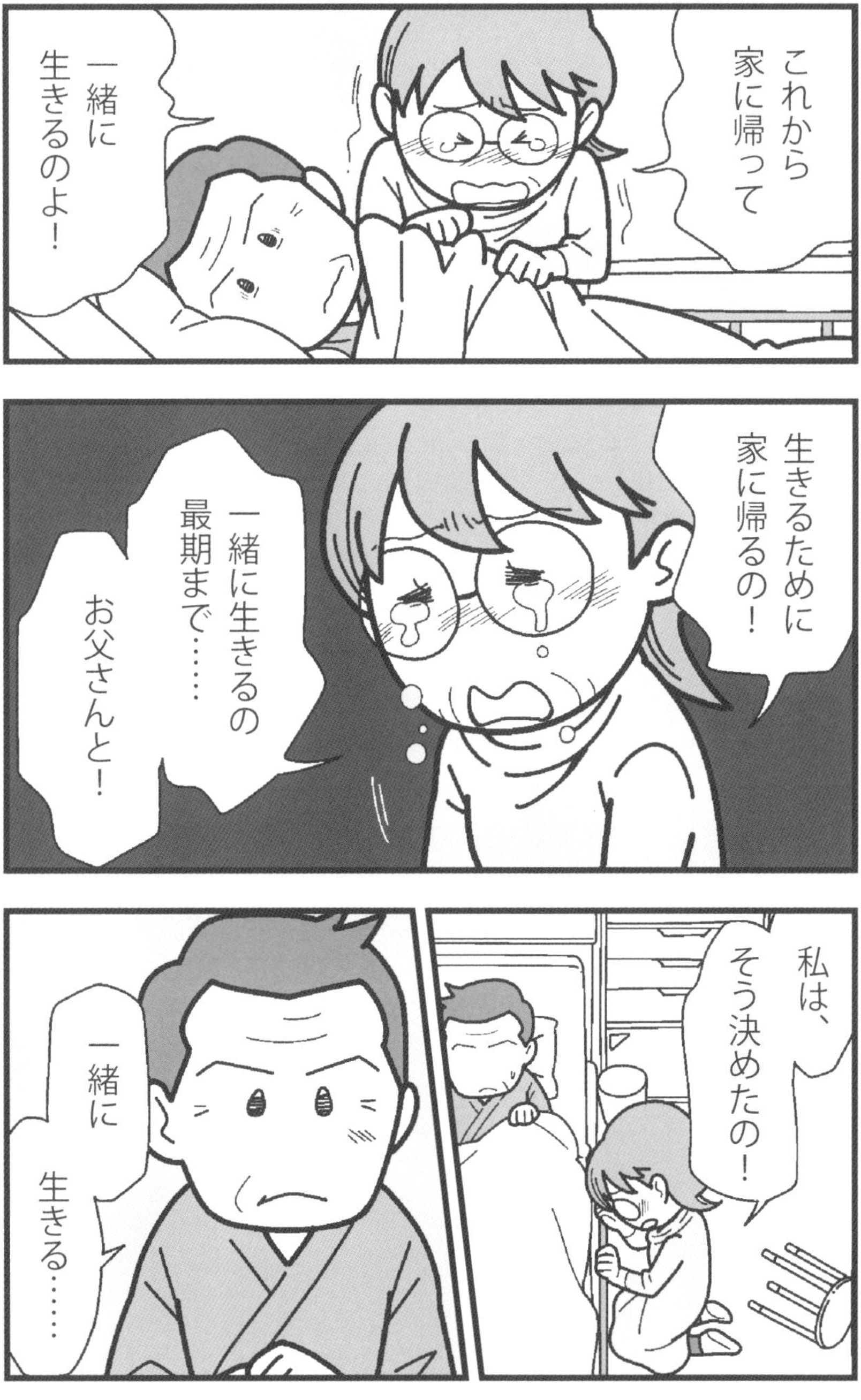
これから家に帰って
一緒に生きるのよ！
生きるために家に帰るの！
一緒に生きるの最期まで……
お父さんと！
私は、そう決めたの！
一緒に生きる……

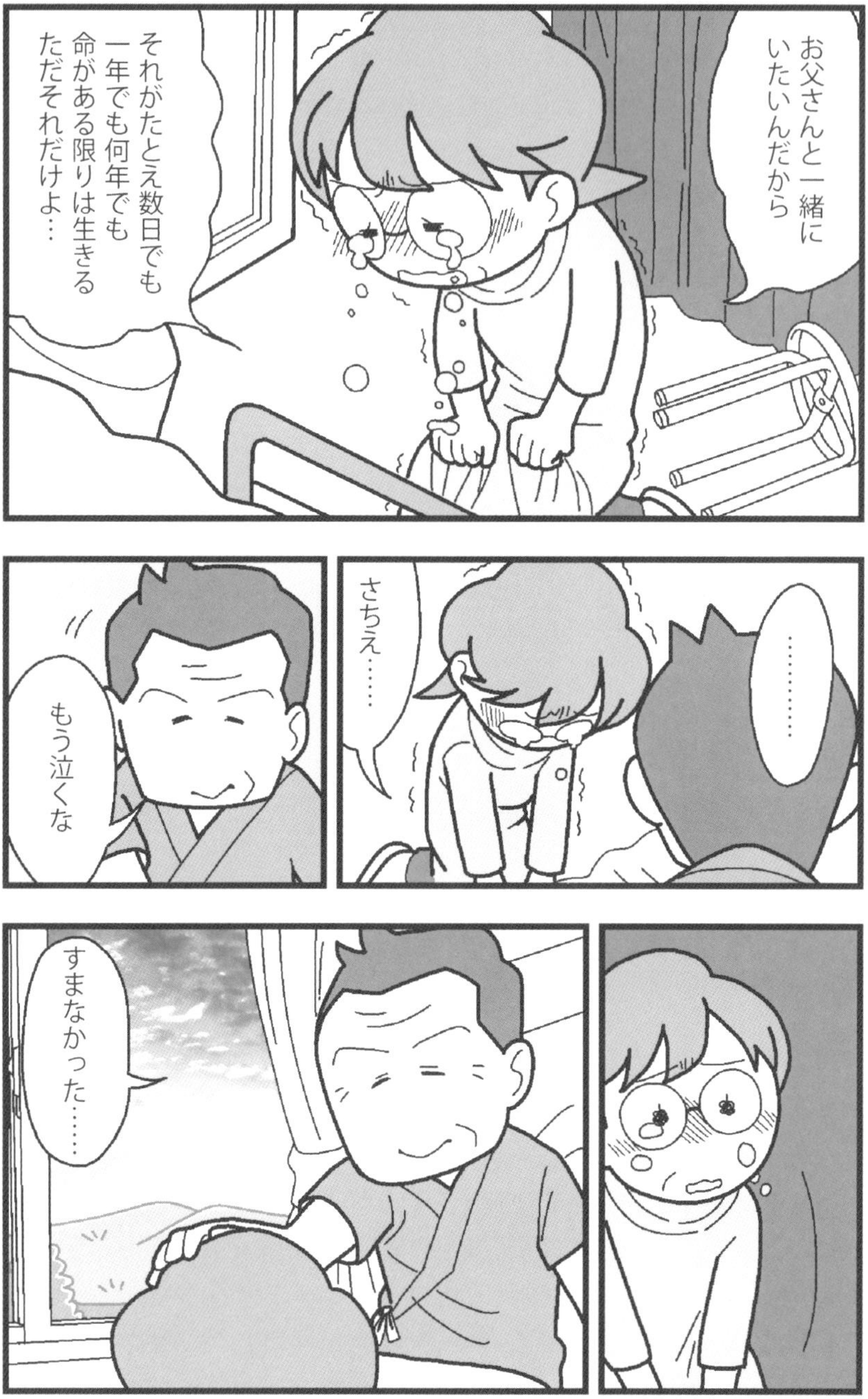
お父さんと一緒に
いたいんだから
それがたとえ数日でも
一年でも何年でも
命がある限りは生きる
ただそれだけよ…
…………
さちえ……
もう泣くな
すまなかった……

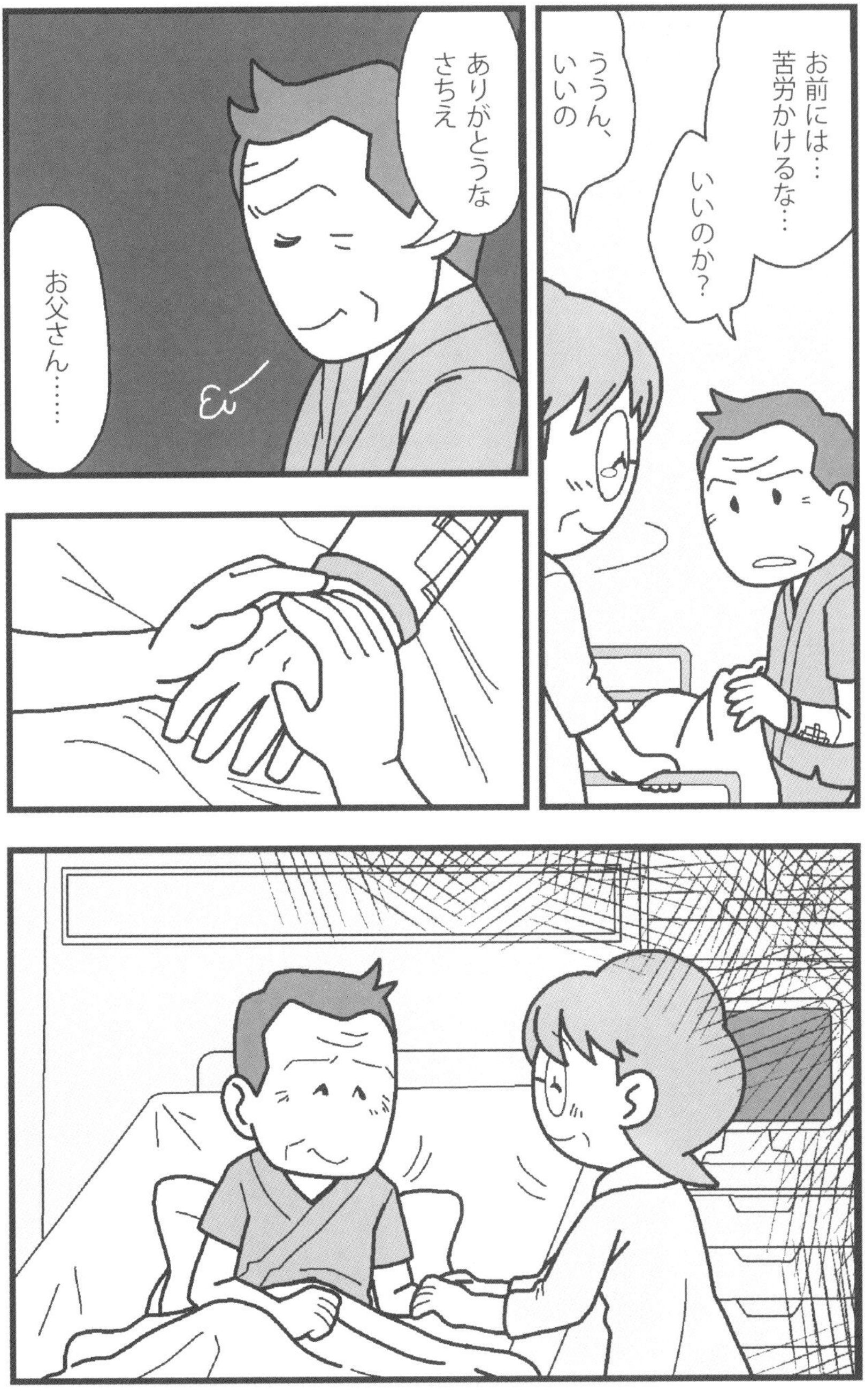
お前には…
苦労かけるな…
いいのか?
ううん、
いいの
ありがとうな
さちえ
お父さん……

在宅緩和ケアの実際

在宅での療養とはどういうものか、開始される前に患者さん本人、家族が在宅緩和ケアについて、きちんと理解することが必要です。在宅では、医師が患者さんのもとへ定期的に訪問し診療をする訪問診療を行ない、在宅療養を支えます。

訪問診療と似た言葉で往診がありますが、医療保険上では、この2つは別のものです。病気などで通院治療が困難な方が自宅で療養をし、そこへ医師が定期的に訪問して診療をするのが訪問診療、患者さんの求めに応じてその都度訪問し診療を行なうのが往診です。

訪問診療は病状が安定している時にも行なわれるのに対し、往診は急性症状が発生した時に、患者さんの求めに応じて行なわれるものです。

入院をしていると、毎日医師や看護師がベッドへ回診に来てくれますが、訪問診療は数日おきに自宅のベッドに回診に来てくれる、そんなイメージです。

在宅緩和ケアとは、がんの末期などの患者さんを主な対象として、訪問診療で痛みや呼吸困難などのつらい症状の緩和を行なうケアのことです。

最近では、緩和ケアを得意とする医師の数が多く、その中でも看取り件数の多い所を「緩和ケア充実診療所」として区別しています。

病院と在宅での療養の大きな違いは、やりたいことをやりたい時にできるということです。病院であれば外出は困難ですし、栄養管理された病院食が一日に三度出されます。入浴時間なども決められているので、自分がお風呂に入りたい時にのんびり長湯をするなんてこともできません。

一方、自宅であればより自由に過ごすことができます。場合によっては、外出や旅行をすることもできます。自宅に戻ってからのほうが、食欲が出た、表情が明るくなったということもよく聞きます。実際に回復をし、より長生きをした方も多数おられます。

そして、不思議なことに在宅緩和ケアを選ばれる方は、自然と死を受容できていくように感じられます。病院とは違って、住みなれた自宅だと過去を振り返り、心の整理をしやすいのかもしれません。死を受容しやすいというのも、在宅緩和ケアの効用のひとつかもしれません。

救急車を呼んだら起こること

自宅で最期を迎えることを決めた時に大切なのが、救急車を呼ばないということです。たとえば、救急車が到着した時、すでに呼吸が停止してから時間が経ち、体が冷たく、硬直などが見られる場合、救急隊は警察に連絡をして引き上げていきます。

その後は警察での扱いになり、事件性の有無が調べられ、警察医や監察医による検案となり、場合によっては解剖が行なわれることになります。

また、まだ体が温かく呼吸が停止した直後、と救急隊が判断した場合は、心肺蘇生を行ないながら受け入れてくれる病院を探し、搬送します。とはいうものの、受け入れてくれる病院がなかなか見つからず、何時間も救急車は停止したまま、という話もよくあります。

搬送途中や到着時に亡くなっていたとしても、死亡確認は医師にしかできないので、病院へ運ぶしかないのです。その場合には、病院に到着した後に警察に連絡され、病院での検案となります。

その一方、受け入れてくれる病院が見つかり、途中で亡くなることもないまま病院に到着した場合を見てみましょう。一見、幸せなことのように思えますが、実はここからが大変なのです。呼吸が切迫し、血圧は低下、意識が消失した状態で到着すると、患者さんはすぐに集中治療室へ運ばれます。そして、家族や介護者は席を外すように言われ、あっという間に心肺蘇生措置が施されます。気管に管が挿入され、酸素投与、昇圧剤の投与が行なわれ、心電図、血圧がモニターされ、血液検査、エコー、レントゲン、CT、MRIと、次々と検査が行なわれます。

点滴が継続投与されますが、余命いくばくもない重病人には、それを代謝する力が残っていません。そのため浮腫《ふしゅ》、腹水、胸水、痰が生じ、それらに苦しめられます。さらにそれらの治療のために、利尿剤や昇圧剤の投与、痰の吸引などが行なわれます。

また「呼吸を助けるため」とつけられる人工呼吸器は一度装着したら外すことは困難です。

こういった状態で、何日も延命治療が続けられます。

救急で入院するということは、「命を助けてください」ということですから、病院はあらゆる手を尽くします。

こういった状態は、患者さん本人や家族が望んでいた最期ではなかったはずです。救急で入院し、数々の検査や治療によって患者さんの状態が少しでも回復し、話でもできるようになれば家族も一時は入院できてよかったと思うでしょう。ところが多くの場合は、意識がほとんど戻らないまま次第に悪化していき、結局亡くなってしまいます。

亡くなるだけだったのなら、あの数々の治療や検査は何だったのだろう、自宅で静かに逝かせてあげたかった……。

そういった後悔の念と高額な請求書だけが後に残されます。

救急車を呼ぶと、こうなってしまうことがよくあるのです。

普段は元気に見えた人が、急な心筋梗塞や脳卒中の発作などを起こしたという場合は、すぐに救急車を呼ばなければなりません。

しかし、末期がんや長らく寝たきりの状態の人にとっては、衰弱していくことが自然なことであり、苦しみも少ないのです。いざという時に救急車を呼ばないこと、自宅で最期を迎えるというのは、そういうことなのです。

独居でも自宅で最期を迎えることができる

自宅で最期の時を迎える場合、実際に看取るのはたいてい医師ではありません。家族がほとんどです。家族も親族もいない完全独居の場合には本人が「最期まで家で過ごしたい」という希望さえあれば過ごすことは可能です。完全独居で自宅で最期を過ごすためには、最期まで支えてくれる在宅医、訪問看護師、ケアマネジャー、訪問介護師につながる手配が必要となります。病院から退院する場合には、退院調整室の看護士やソーシャルワーカー、自宅にいる場合にはケアマネジャーや民生委員、生活保護を受けている場合は役所の担当者など、になります。介護する家族がいないので看取りに対する「家族の覚悟」はいりません。

在宅医療を開始することが決まったら、キーボックスを利用し、訪問診療、訪問看護、訪問介護などが始まります。看取りはその時に訪問した人になります。その場合、慌てないで在宅医に連絡することが肝心です。死後の処置、残された物の処分、葬儀、埋葬などは事前に本人と話しておくこと、そして誰かに委ねておくことも大事なことです。

死亡診断書は人生の卒業証書

私が診ていたがん末期の患者さんで、日中独居の方がいました。息子が仕事に出ている日中の一人の時間にトイレに行き、隙間に倒れて亡くなってしまったのです。それを、仕事から

正　誤　表

『死に方のトリセツ』の本文中におきまして、間違いがありました。
以下に訂正してお詫び申し上げます。　株式会社けやき出版

	(誤)	(正)
62ページ3行目	介護師	介護士
62ページ4行目	看護士	看護師
118ページ1行目	死亡検案書	死体検案書

帰ってきた息子が見つけました。

その息子は、私の所に連絡をくれました。この場合、警察と相談をしなければいけないので、一応連絡はしました。その状況を見てもらい、私からの事情説明を聞いて、事件性はないということから、警察の方も「先生側で死亡診断書を書いていただいてけっこうです」ということになりました。

また、私の知り合いの在宅医の先生で、こんなケースがあったことを聞きました。

末期がんの患者さんを、家族は「自宅で看取りたい」とその体制を整えていました。ある日、家族がいない時に患者さんの友人が来て、家族の代わりに看ていたところ、たまたま患者さんがトイレに行って倒れて亡くなってしまいます。

その友人はあわてて１１９番をしたそうです。事情を知らないのだから、当然、そうするでしょう。そして、救急隊がやってきた。救急隊は、到着時に亡くなっていると、病院へは搬送しません。かわりに警察を呼び、引き上げていきます。

やがて警察官に刑事、鑑識などがどっとやってきて、変死として事件扱いになりました。

友人への事情聴取が行なわれましたが、要領を得ないため、警察署での対応となり、遺体も運ばれました。その後、家族と在宅医が駆けつけ、事件性がないことがわかりました。連れて帰る時、遺体はブルーシートにくるまれて、床に置かれていたそうです。そして発行されたのは死亡診断書ではなく、死体検案書だったそうです。

私は、死亡診断書は人生の卒業証書だと思っています。慌てて救急車を呼んでしまうと、その証書をあげることができなくなるのです。家族と同居していても、その看取りの瞬間に事情を知っている人間がいなければそうなってしまうこともあるのです。

大事なのは、患者さん本人の希望を知っている誰かが看取り、在宅医を呼ぶことです。そして在宅医が死亡診断書を書くことによって、在宅での看取りは完了するのです。

溺れる死と枯れる死

私は在宅緩和ケアで「延命治療はしない」「点滴はしない」「痛みは我慢しない」の三大原則を掲げています。

水分を吸収できなくなっている体に過剰に点滴を行なうと、水が溜まりむくみが出たり、痰が増えて呼吸が困難になるなど、かえって苦しい症状が現れます。

点滴は病院だけでなく、自宅にいても簡単に施行されますが、がん末期の人に対しての点滴は、まさに「溺れる死」です。

昔のお坊さんの中には、飲食を一切断ち、即身仏となる人がいましたが、老衰や末期がんなどで全身的に衰弱して水さえ飲めなくなって死に向かうのは、これと非常に近い死です。人間は、最期には体内の水分が無くなり枯れるのです。「枯れる死」は、自然な死の訪れです。

そして、在宅で穏やかな死を迎えるのに、もうひとつ大事な点が「痛みは我慢しない」です。医師としては「痛みは我慢させない」ということです。

医療用麻薬は痛みの改善には非常にすぐれた薬です。使いすぎると中毒になってよくない、などという偏見もありますが、痛みが消える量がその患者さんにとっての適切な量なのです。

WHO（世界保健機構）の報告では、先進国の中で日本は医療用麻薬の消費量が最低で、適正使用量に達していないとされています（Duthey BJ, et al : Pain Symptom Manage, 47(2): 283-97, 2014）。痛みの緩和が的確に行なわれていない症例が多いことを見れば、この報告には納得がいきます。

呼吸の苦しさという苦痛もあります。肺がんや他の部位のがんが肺に転移した場合、また呼吸器疾患が合併している場合には、最期が近づくと呼吸が非常に苦しくなることがあります。酸素の補給だけでは改善は難しく、その場合は少量のモルヒネが呼吸困難に有効ですし、意識を少し下げる薬を使うことによってかなり緩和できます。

在宅だから痛みの治療が難しいということはなく、むしろ採用していない薬剤は使用できない病院とは違い、在宅ではすべての医療用麻薬を速やかに処方することができます。

「延命治療はしない」「点滴はしない」「痛みは我慢しない」

この三大原則があるからこそ、在宅緩和ケアでは穏やかな死を迎えることができます。

在宅緩和ケアに移行するタイミング

自宅での緩和ケアは、積極的な治療こそ行なわないものの、ただ死を待つだけのものとも違います。

特に末期がんの場合は抗がん剤など、積極的な延命治療を行なうより、緩和ケアのほうが残された人生を豊かに過ごすことができます。苦しい抗がん剤を続けてきたが、もはや治癒のための治療は望めず、延命のための治療も意味がないと判断された状況の時が、緩和ケアにシフトする時期といえます。

医師がきちんとそれを伝えることができないと、何とか生きながらえようとよりよい医療を求めて病院を渡り歩きます。人によっては、民間療法や代替療法などに頼ることもあるでしょう。

多くの病院がある都会では、患者さんはあちらこちらの病院を渡り歩きます。実際に、立川市にある私のクリニックには、都内全域の病院から終末期になってからやっと紹介されてくることがたびたびあります。

「私どもはやれることはすべてやりました。でもこれ以上の治療は難しい。あとは地元でどなたかに診てもらうか、ホスピスへ行かれるかしてください。うちでの治療は今日の外来で終了です」となります。そしていきなり、こちらに紹介されてきます。良い医療を探し求めることはいいのですが、その状態を続けたまま最期の段階まで来てしまうと、とても大変なことになります。

私の所へいらっしゃるがん患者さんは1週間未満で13%が亡くなります。1週間から1ヶ月未満で亡くなる方が37%です。つまり、1ヶ月未満で亡くなってしまう人が50%にもなります。

0秒ということもありました。本人は、どうしても家に帰りたい、ご家族も本人の希望を叶えてやりたいので家に連れて帰りたいから、先生なんとか助けてくれということで、私の所へ相談に来ました。病院の担当の医師に電話をして、話を聞いたら、もう呼吸の状態が変わっている、いつ止まるかわからない、という返事でした。それでも、家族はどうしても患者さんを自宅に帰したいということで、私が民間救急車に同乗して連れて帰ることになりました。退院手続をして、ストレッチャーに乗せた時ガシャンとすごい衝撃があり、その瞬間呼吸が止まりました。

しかし、まだ死んではいません。呼吸停止ではあるけれども、医師が死亡宣告をするまではその人は死んではいないのです。だから、私は肋骨《ろっこつ》が折れないように優しく心臓マッサージをしながら、すぐ近くの家へと向かいました。家にたどり着き、ベッドに寝かせ、そこで死亡診断をしました。

本当にそんなこともあるのです。一日、二日で亡くなる人もたくさんいるのが現実です。だからこそ、無意味となる治療を受けるよりも早めに緩和ケアを選び、残された時間を有意義に過ごしてもらいたいものです。

緩和ケアの普及により変化する最期の時間

早い段階で「もうこれ以上の治療はやめておいたほうがいいですよ」と言ってくれる医師もいます。「これ以上はこういうつらい治療には体が耐え切れない。食べられないし、全身の衰弱が著しいのでやめましょう」と。

そう真実を伝えられたら、もう痛いこと、つらいこと、苦しいことを取り除くだけにして、最期は家で過ごしたいということを患者さんも希望するでしょう。

なぜ早期の在宅緩和ケアにつながらないかというと、ひとつは、患者さん自身が諦めきれず、良い病院、良い治療を求めてさまよい歩くということにあります。

もうひとつは紹介が遅いということです。医師も諦めきれない部分があるので、最期の話をなかなかしないことが遅い原因だと思います。

医師は最後になってやっと、「がん治療、抗がん剤治療はもう終わりです、何かあれば救急外来に来てください」と言います。そうして意味のない外来予約を入れ、意味のない検査をするだけで、なかなか在宅緩和ケアにつながりません。外来での症状緩和も不十分です。主治医は、緩和ケア、終末期ケアの専門家ではないからです。

そして家で急変した場合、家族がいれば救急車を呼び、病院へ搬送され、延命治療が始まります。独居であれば、そのまま病院に運ばれることもなく自宅で亡くなって検案となってしまいます。病院は外来の予約に来院しないので、患者さんに連絡しそれでやっと亡くなっていることに気づくのです。

一方、地方は違います。医療機関の数が限られています。

またほとんどはその地元出身の医師で、たいてい知り合いです。消防や警察とも顔見知りのため、その患者さんの状況、担当医がすぐにわかります。

「あとは、お前頼むぞ」、「あいつだったら任せられる」ということで、早期から医師の間で引き継ぎをすることができます。

都会では、より高度な医療、多様な医療機関があるがゆえの弊害と言えるでしょう。そのことがかえって災いとなり、患者さん側が情報社会の中で、溢れかえる情報を集めて色々な治療を求めてさすらい歩くのです。

在宅緩和ケアにたどり着く人には、「最新医療を常に求め、ダメなら次の医者、それもダメなら次の医者、とさすらい歩いている人」と、「最後になって病院から追い出されてしまう人」

が存在しています。このような「緩和ケア難民」「看取り難民」とならないようにご注意ください。

今後、早期から受ける緩和ケアはますます重要になっていくでしょう。

2016年12月に改正されたがん対策基本法によって、昨今では非がんの特定疾病に罹患《りかん》している人にも、緩和ケアを早期から行なえるようになりました。

非がんの場合、私の所では、1ヶ月未満で亡くなる人が20％ぐらいです。その場合ほとんどが、食が低下し衰弱している患者さんや、重度な誤嚥性肺炎などの患者さんです。1～6ヶ月が45％、6ヶ月以上が36％と非がんの患者さんは長く在宅で過ごされます。10年以上診た人も10数人います。

多摩地域の人口は400万人を超えます。これまでの経験からがんの治療を行ないながら、緩和ケアを満足に受けることなく、つらい治療に都内の病院に通っている人、がんの治療は終了しているのに、緩和ケアにつながることなく外来でフォローされている人など、早期からの緩和ケアを求めている人がこの地域でかなり多いと思われます。この方たちの早期からの緩和ケアをなんとかしたいという思いで、「立川緩和ケアクリニック」を2018年11月にオープンしました。

少しずつ病院の医師が紹介してくれるということを期待していますが、やはり患者さん、ご家族も外来で緩和ケアを受けられる所が地元にあることや、早期から相談ができるということを知ることが一番大事だと思います。

ぜひ、早期からの積極的な緩和ケアが広がることを願います。

3章

覚悟するためのトリセツ

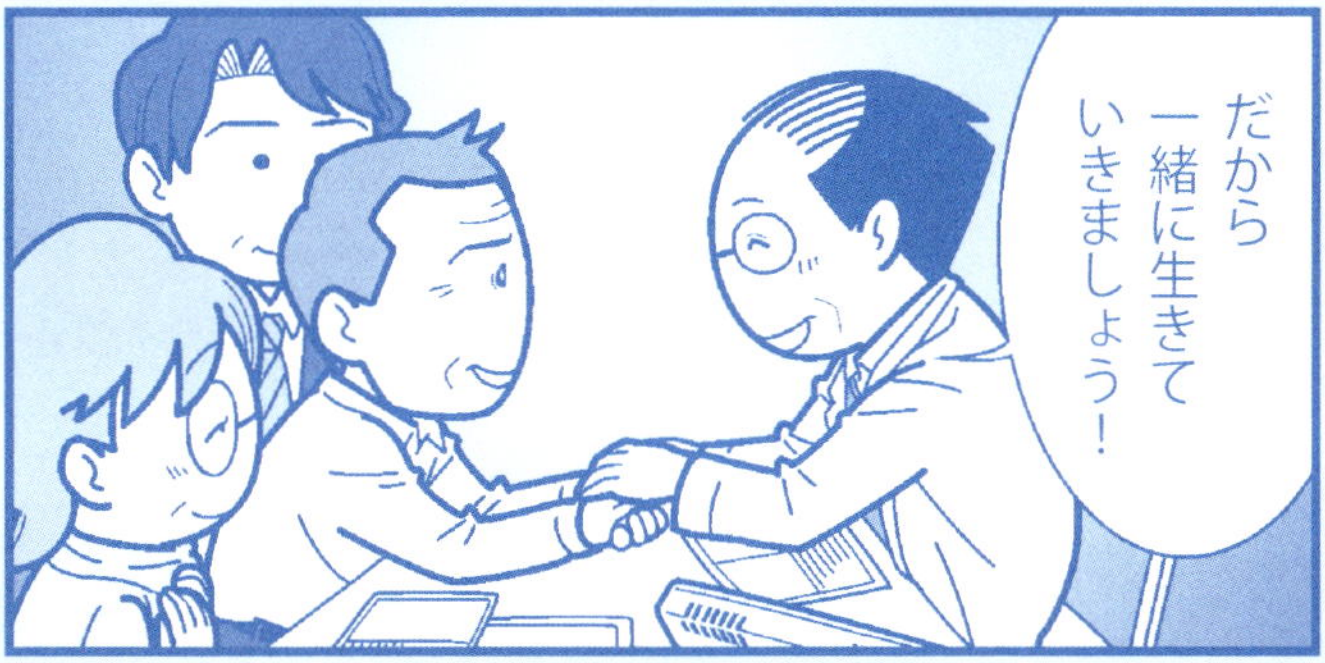

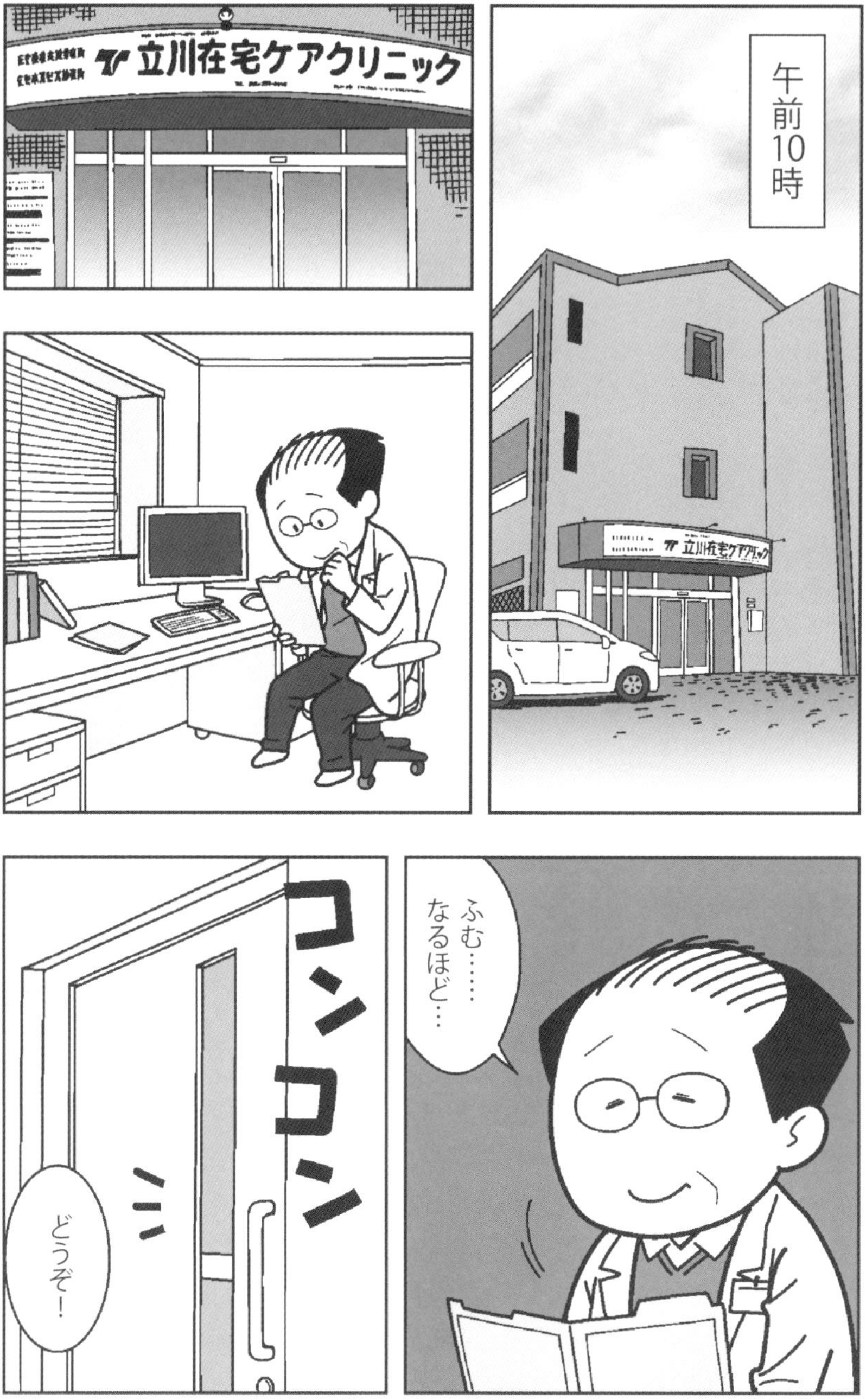
午前10時
立川在宅ケアクリニック
ふむ……
なるほど…
コンコン
どうぞ！

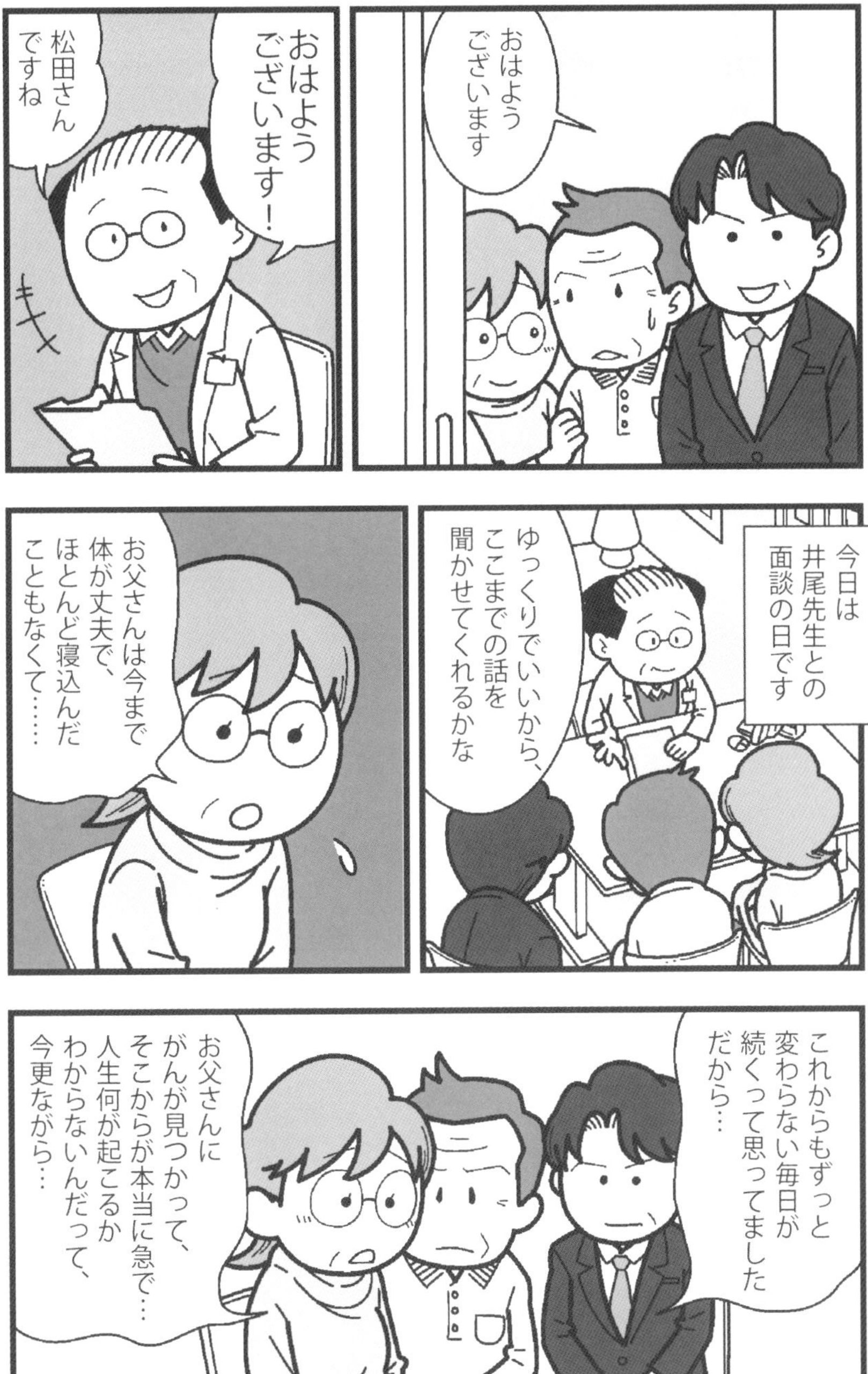
おはようございます
おはようございます！
松田さんですね
今日は井尾先生との面談の日です
ゆっくりでいいから、ここまでの話を聞かせてくれるかな
お父さんは今まで体が丈夫で、ほとんど寝込んだこともなくて……
これからもずっと変わらない毎日が続くって思ってましたから…
お父さんにがんが見つかって、そこからが本当に急で…
人生何が起こるかわからないんだって、今更ながら…

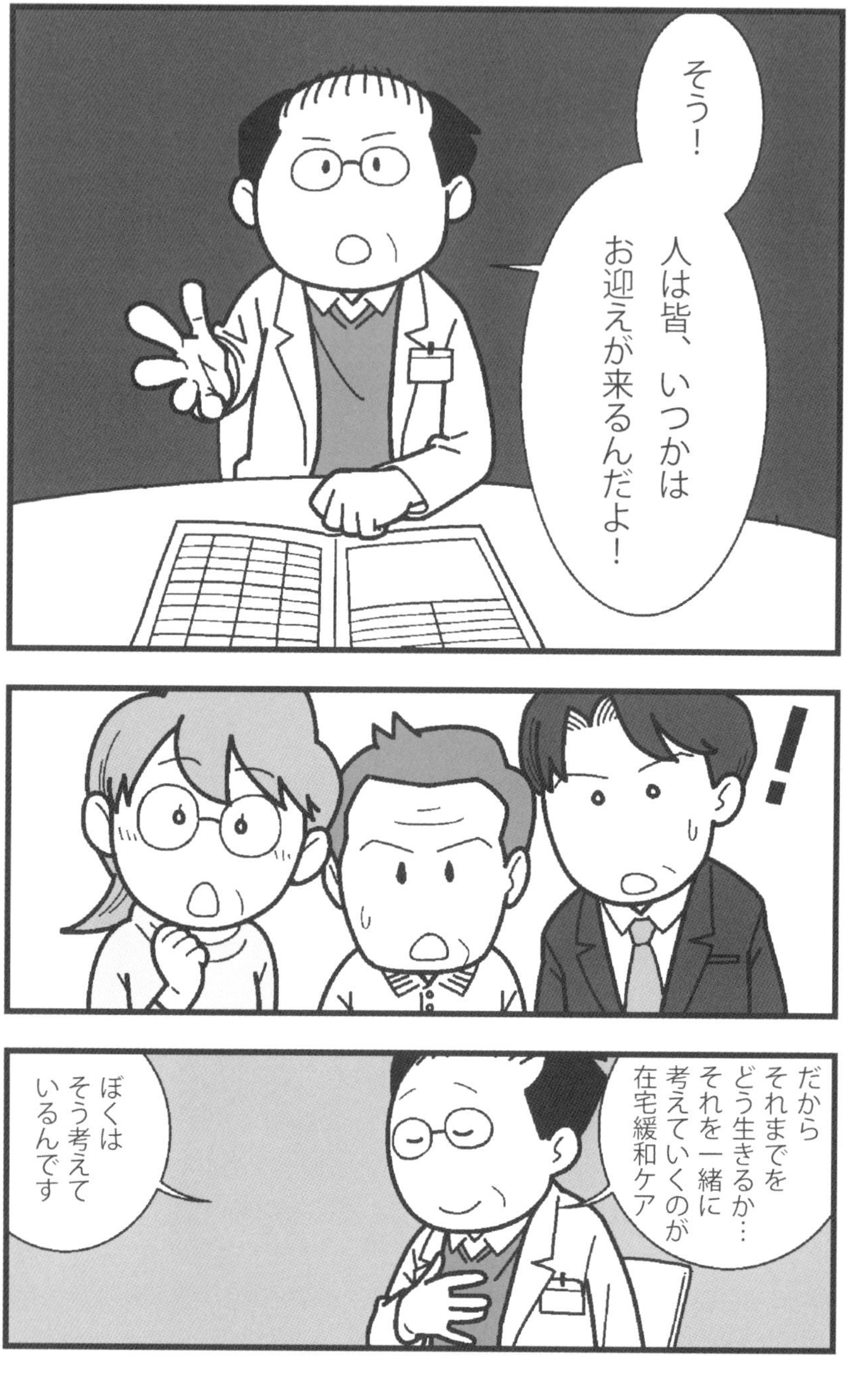
そう！
人は皆、いつかはお迎えが来るんだよ！
だからそれまでをどう生きるか…それを一緒に考えていくのが在宅緩和ケア
ぼくはそう考えているんです

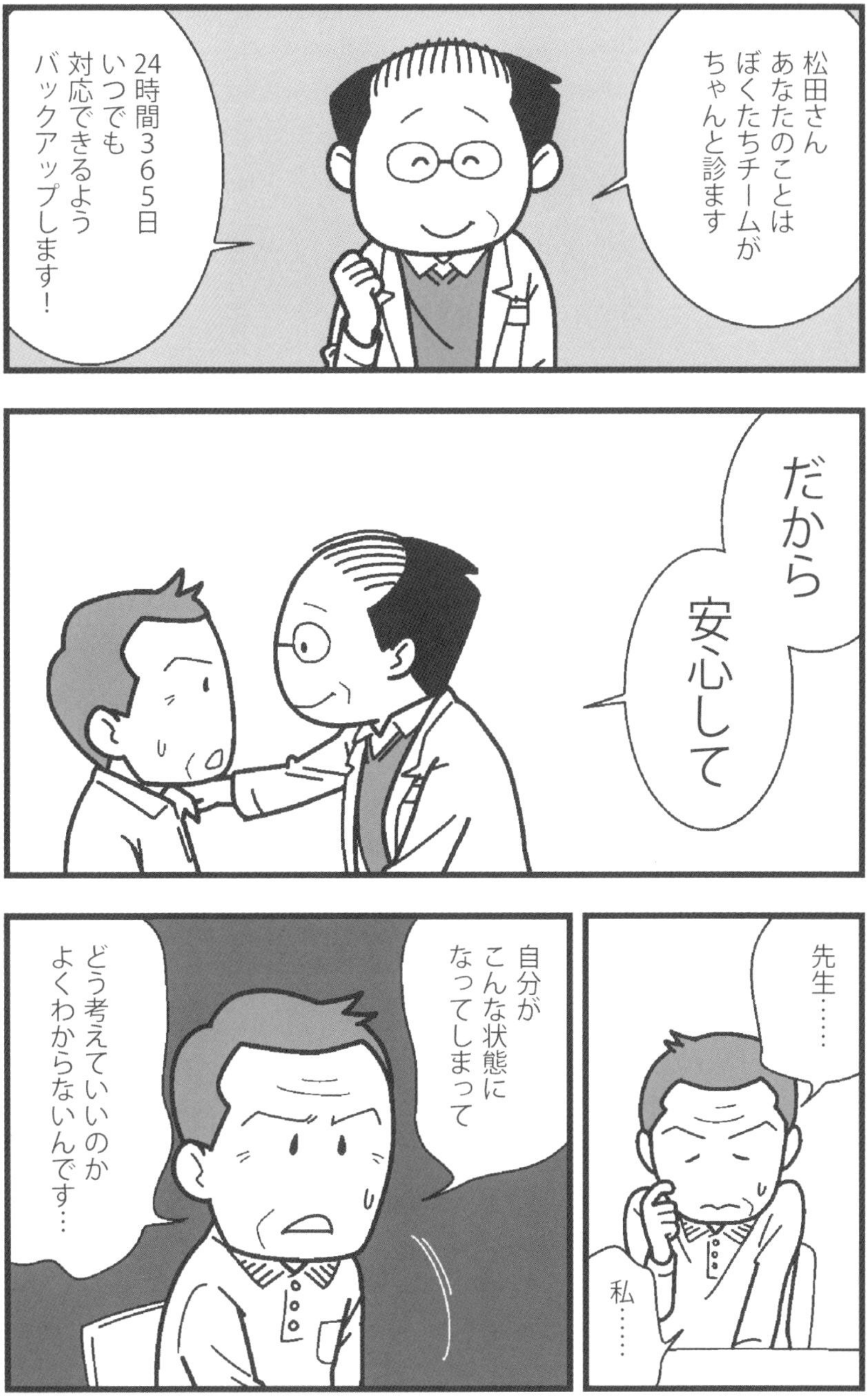
松田さん あなたのことは ぼくたちチームが ちゃんと診ます
24時間365日 いつでも 対応できるよう バックアップします！
だから 安心して
先生……
私……
自分が こんな状態に なってしまって
どう考えていいのか よくわからないんです…

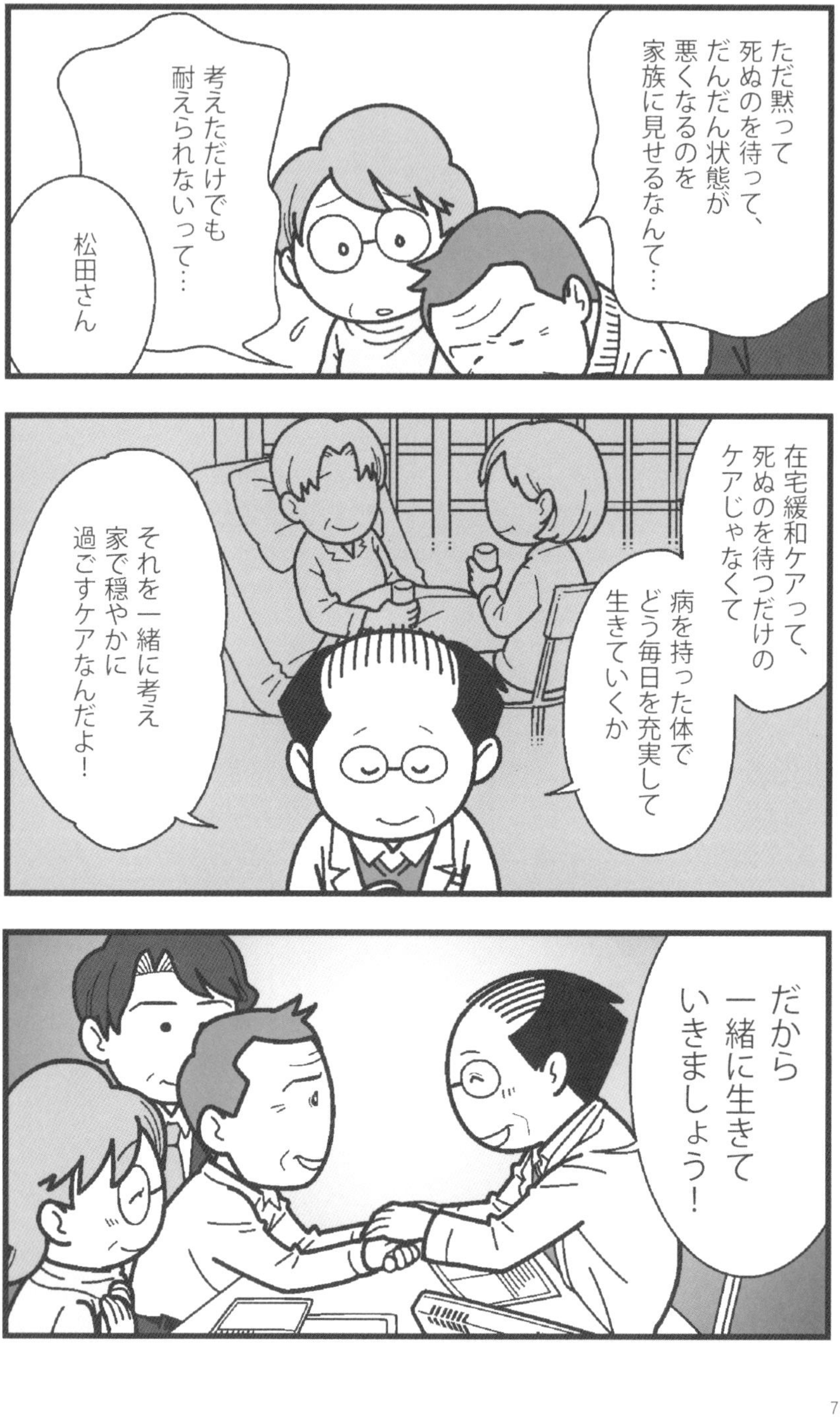
ただ黙って死ぬのを待って、だんだん状態が悪くなるのを家族に見せるなんて…
考えただけでも耐えられないって…
松田さん
在宅緩和ケアって、死ぬのを待つだけのケアじゃなくて
病を持った体でどう毎日を充実して生きていくか
それを一緒に考え家で穏やかに過ごすケアなんだよ！
だから一緒に生きていきましょう！

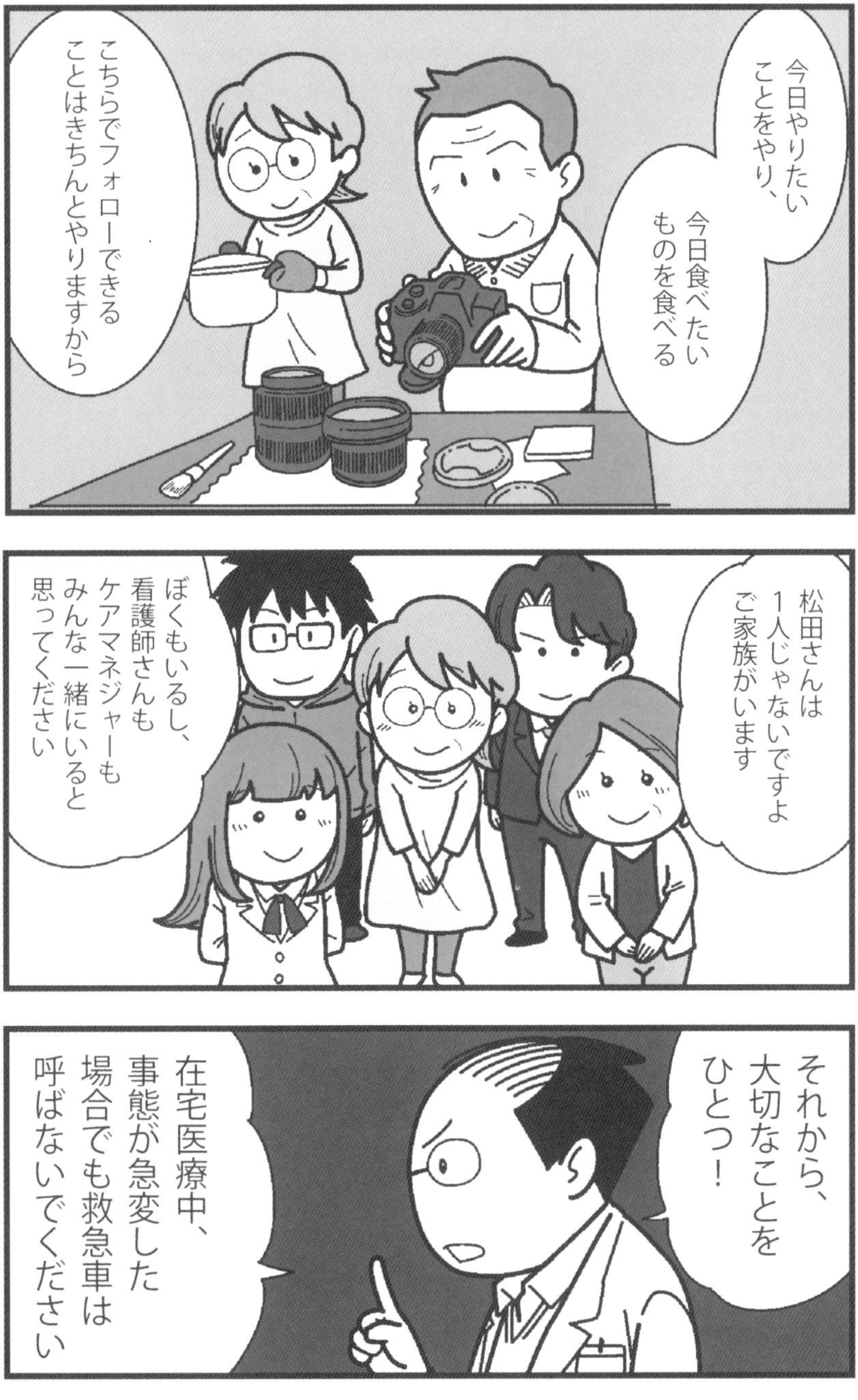
今日やりたいことをやり、
今日食べたいものを食べる
こちらでフォローできることはきちんとやりますから
松田さんは1人じゃないですよ
ご家族がいます
ぼくもいるし、看護師さんもケアマネジャーもみんな一緒にいると思ってください
それから、大切なことをひとつ！
在宅医療中、事態が急変した場合でも救急車は呼ばないでください

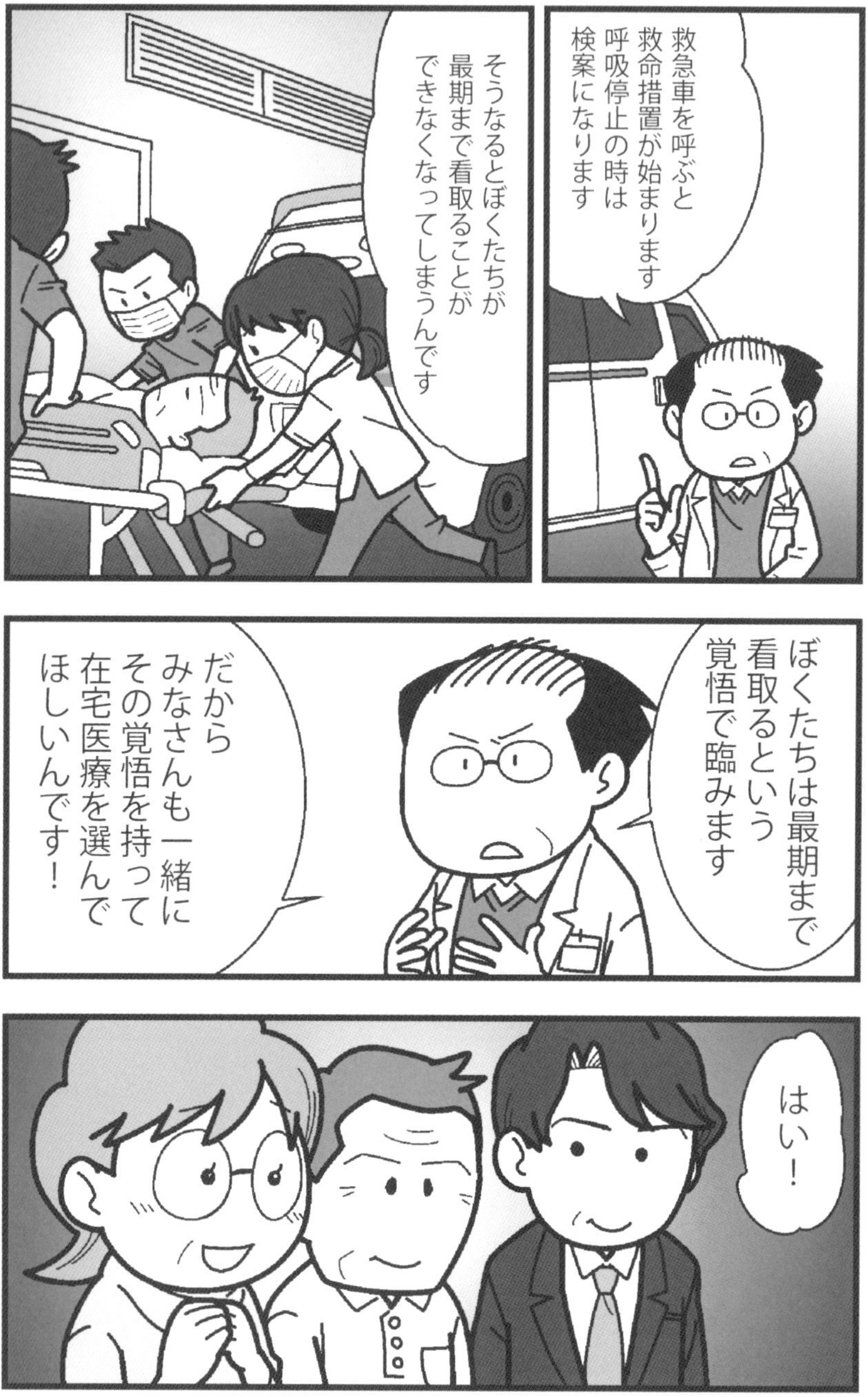
救急車を呼ぶと
救命措置が始まります
呼吸停止の時は
検案になります
そうなるとぼくたちが
最期まで看取ることが
できなくなってしまうんです
ぼくたちは最期まで
看取るという
覚悟で臨みます
だから
みなさんも一緒に
その覚悟を持って
在宅医療を選んで
ほしいんです！
はい！

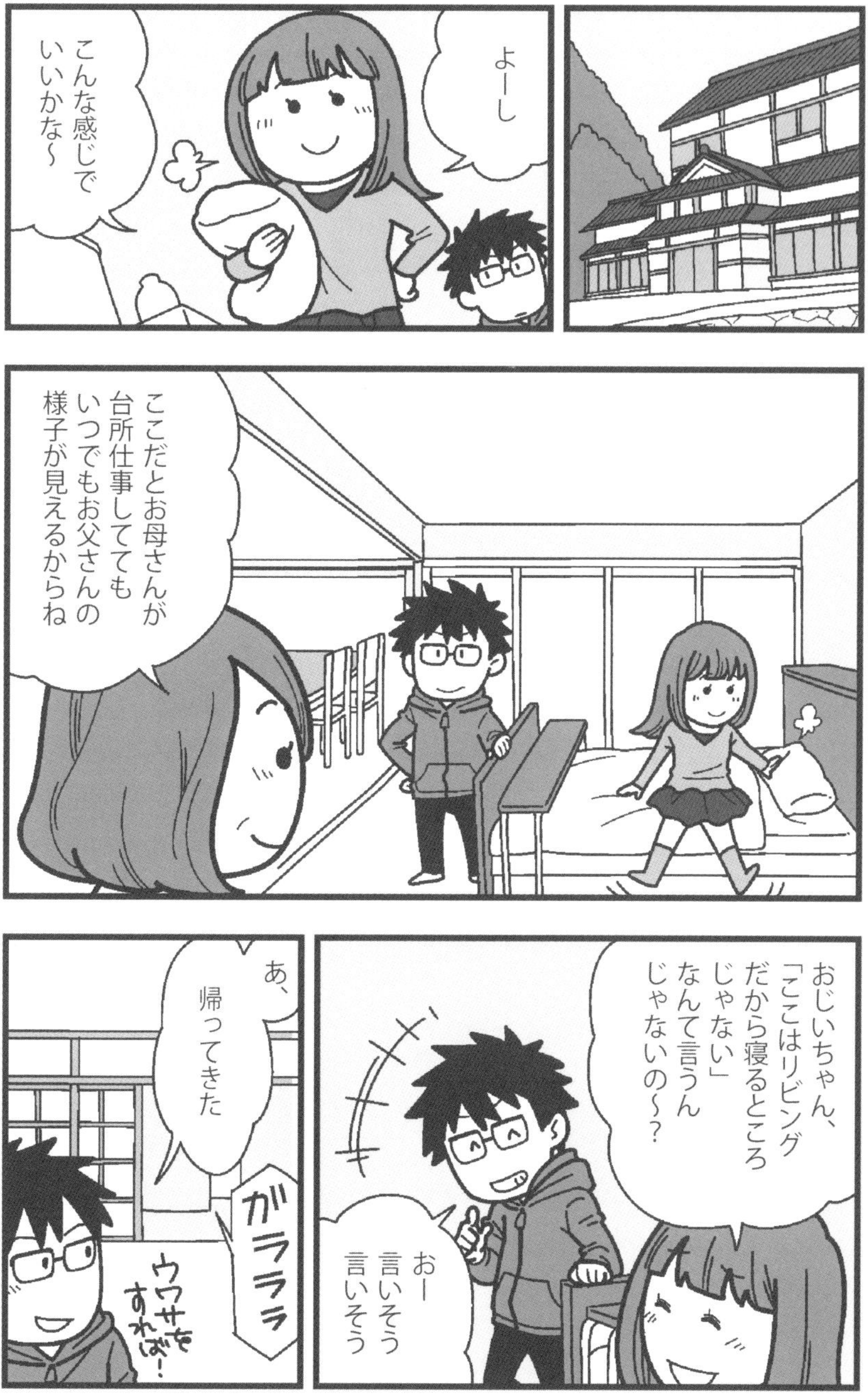
よーし
こんな感じでいいかな〜
ここだとお母さんが台所仕事しててもいつでもお父さんの様子が見えるからね
おじいちゃん、「ここはリビングだから寝るところじゃない」なんて言うんじゃないの〜？
おー言いそう言いそう
あ、帰ってきた
ガラララ
ウワサをすれば！

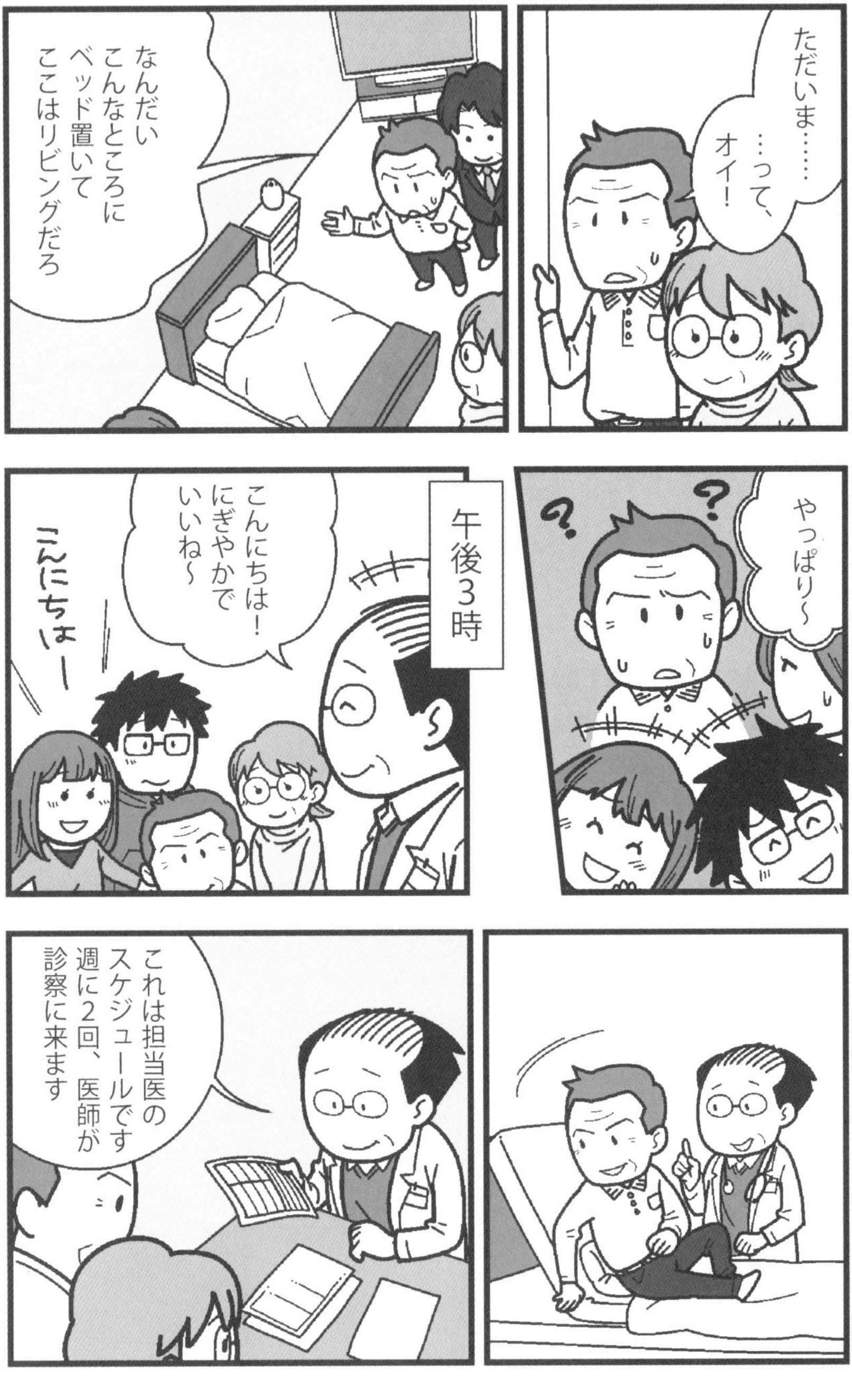
ただいま……
…って、オイ！
なんだい
こんなところにベッド置いて
ここはリビングだろ
やっぱり～
午後3時
こんにちは！にぎやかでいいね～
こんにちはー
これは担当医のスケジュールです
週に2回、医師が診察に来ます

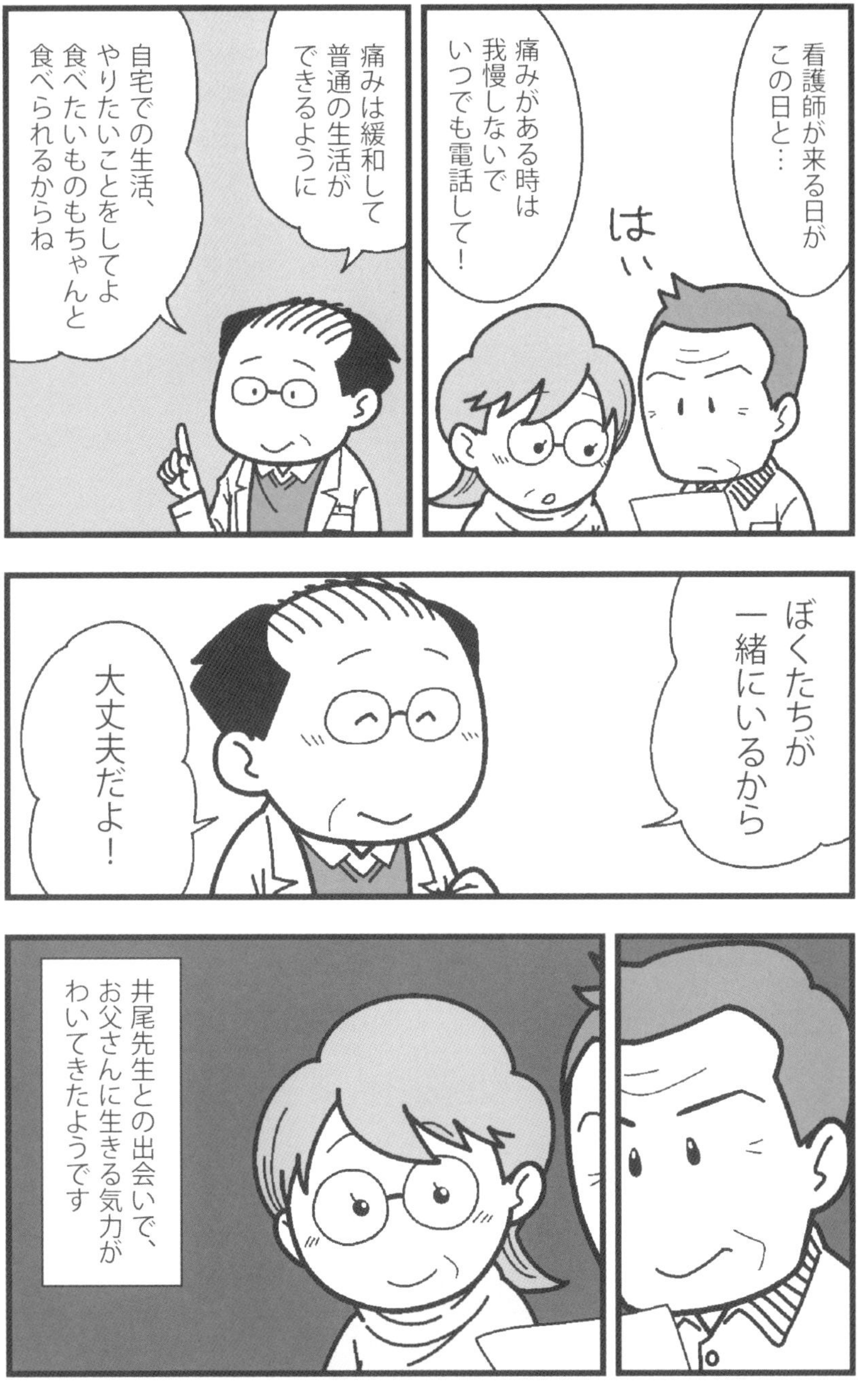
看護師が来る日が
この日と…
はい
痛みがある時は
我慢しないで
いつでも電話して！
痛みは緩和して
普通の生活が
できるように
自宅での生活、
やりたいことをしてよ
食べたいものもちゃんと
食べられるからね
ぼくたちが
一緒にいるから
大丈夫だよ！
井尾先生との出会いで、
お父さんに生きる気力が
わいてきたようです

覚悟して始まる在宅緩和ケア

自宅で看取るには、3つの覚悟が必要です。

患者さんの覚悟、家族の覚悟、そして我々医師の覚悟です。


まず、医師や看護師など医療従事者の覚悟が必要です。

治る見込みがない患者さんを診ることは、医師として心が進まないものでもあるでしょう。24時間365日体制でいるというのは、肉体的にも精神的にも楽ではなく、いつ何時呼び出しがあるかわからないので、お酒を飲むことや旅行もままなりません。

それでもその患者さんを最期まで診るという覚悟が求められます。

「何かあれば救急車を呼んでください」という医師は、在宅で看取る覚悟がない医師です。最期は任せられません。

在宅緩和ケアは看取りで終了します。つまり医師による死亡確認、死亡診断書を書く覚悟を持っていることが必要になります。医師の覚悟は一番重要だと私は考えています。

患者さんの覚悟は決まっていることがほとんどです。たいていの人にとって、自分の居場所は家で、家にいるだけで安心でき、心は落ち着きます。かけがえのない場所、それが家であり、最期の時もそこで迎えたいと思うでしょう。

人にとって死は恐いものですが、それを和らげてくれるのは愛する人、親しい人の存在です。家族がそばについていてくれることで、死の恐さも緩和されるのではないでしょうか。

また、病院のベッドに横になったまま亡くなるということは、自分の身辺を整理する時間もなかなか持てませんが、在宅であればそういうこともでき、最期を迎える準備ができます。

突然の余命宣告に対して戸惑ったり、落ち込んだりしても、身辺を整理していくことで、次第に死を受け入れやすくなるようです。ただ、家族に迷惑をかけたくないという思いから、家で過ごす選択を遠慮することはあるかもしれません。

そして家族の覚悟、これはなかなか難しいところがあります。

家族が同居していない場合は同居するかどうかを考えるでしょう。別居であっても熱心に顔を出す家族もいれば、あまり関わろうとしない家族もいます。後者の場合は、いざという時には在宅医に連絡をするように伝えているにもかかわらず、救急車を呼んでしまったりするケースも多々あります。自分が介護の当事者になりたくないという気持ちからか、また気が動転してしまったからか、はたまた事情をよく知らない親戚などに責められることを恐れて、ということが理由として考えられます。同居していても、緩和ケアがうまくいかず、苦しむ姿を見たりすると、病院に行けばなんとかしてくれるのではないかと、決心が揺らいでしまうのかもしれません。

私も家族の覚悟については多少言葉厳しく確認します。覚悟があいまいなことが多いからです。家族の覚悟があいまいでは、自宅での看取りは成功しません。

そんな家族に対しては、がんの場合にはホスピスへの入院、非がんの場合には施設などへの入所をおすすめしています。

在宅緩和ケアが始まるまで

私のクリニックでは、在宅緩和ケアを希望される場合には、まず面談日の予約をしてもらいます。

面談は家族だけの場合もあります。そこで、これまでの病院での治療や説明の理解度、現状の病識、残された時間の認識、今後に対する希望、覚悟についての確認をします。本人への告知はお会いした時の印象や家族の希望で判断しますが、家族へはすべてをお話しします。それでなければ、必要な覚悟はできないからです。

この段階では、患者さん本人は最期まで家で過ごすという覚悟はできていても、家族は受け入れたい、受け入れようという気持ちがあっても、覚悟はまだまだ中途半端ということがほとんどです。

「できるかぎりやってみます」「なんとかがんばってみようと思います」「自信はないです」というのは、まだまだ覚悟ができていない状態です。

症状が進行した場合どうなるのか、どういう経過をたどって、どういう亡くなり方をするのかなど、わからないことだらけのはずで不安があるのは当然です。

家族がしっかりと理解と安心を得られるよう話すのは医師の務めでもあります。多少厳しい言い方になってしまうこともありますが、家族にも覚悟を決めてもらうようにしています。

治療方針は、がんの場合でも、抗がん剤治療は行ないません。希望があれば免疫療法（丸山ワクチン）をお勧めしています。また、不必要な点滴も行ないません。それはこれまでにも書いてきたように、人は枯れる死が普通であって、そのほうが自然で苦しまない呼吸状態でいられるからです。

一方、痛みや嘔気《おうき》や嘔吐といった消化器症状、呼吸困難や咳、痰といった呼吸器症状などのすべての症状緩和は、積極的に行ないます。

在宅で「痛みのない、苦しみのない、穏やかな看取り」の成否の鍵は家族です。急変時、症状がひどくなった時や痛みなどが激しい時にも、家族が落ち着いて対応できることが重要です。在宅医や訪問看護師に24時間いつでも電話が通じること、必要があればいつでも訪問できる体制で見守っていること、遠慮せずに電話をしてかまわないことなど繰り返し伝え、安心してもらいます。

最期までの療養環境がどうしても整わない時はホスピスをお勧めしています。ホスピスに入るまでには、順番待ちで時間がかかるので、そこまでを在宅で診ます。その場合のゴールはホスピスへの転院です。

また、自然な最期を迎えるため、心臓マッサージや人工呼吸、点滴といった延命・蘇生処置はしないこともお伝えし、ご理解いただいています。こういった蘇生処置は、患者さんを苦しませるだけだからです。こういったことを面談で確認し、患者さん、家族、私たちのゴールが共通に理解され、ひとつになったら緩和ケアの開始です。

患者さんと関わる期間の長さ

看取りには二通りあります。ひとつは長期戦の看取りで、主に寝たきりの方です。慢性臓器不全、脳卒中の後遺症、認知症、難病、老衰などがこれに当たります。

もう一方の看取りは短期決戦の看取りです。主にがんの終末期などで、専門的な緩和ケアが必要になります。症状の緩和やターミナルケアが中心で、早いと在宅で1日〜2日しか時間がないこともあります。

私のクリニックでの在宅看取り患者さんの診療日数は、がん患者の50％が1ヶ月未満です。そのため、退院されて自宅にいる場合は面談日当日、入院中の場合は退院日に訪問診療します。

在宅看取りには、在宅医、訪問看護師、訪問薬剤師といった医療と、ケアマネジャーや訪問介護、訪問入浴などの在宅介護の多職種がひとつのチームとなって総合的に展開することが必要です。

訪問の日数や頻度に関しては、患者さんの状態に応じて違います。重症の場合は週2回の訪問診療、週2回の訪問看護を中心に組んでいきます。比較的軽症の場合は週1回の訪問診療と週1回の訪問看護、まだ自分のことがご自身でできる段階であれば、隔週の訪問診療と隔週の訪問看護のプランを立てます。

もちろん、24時間365日、何か問題があれば対応します。

旅行や外出などの希望があれば、相談いただき、できるかぎり実現できるようにします。

そうして一日一日を大切にお過ごしいただくこと、それが在宅緩和ケアでは大事なことだと思っています。緩和ケアは医療用語で、2002年にWHO（世界保健機構）は次のように定義しています。

「緩和ケアとは、生命を脅かす疾患による問題に直面している患者とその家族に対して、痛みやその他の身体的問題、心理社会的問題、スピリチュアルな問題を早期に発見し、的確なアセスメントと対処（治療・処置）を行うことによって、苦しみを予防し、和らげることで、QOL（クオリティ・オブ・ライフ＝生活の質）を改善するアプローチである」

要するに緩和ケアとは、患者さんとその家族のQOLを最期まで出来る限り保つことだと思っています。

「在宅ホスピスケア・ボランティアさくら」の存在

我々医師は主に身体的な面でのサポートになりますが、全人的にアプローチするためには、精神的な面でのサポートも必要になります。

私のクリニックでは、在宅ホスピスケア・ボランティアさくらがその面を担ってくれています。さくらは、クリニックに併設してつくられ、患者さんと家族の精神的ケアを行なっています。

代表の岡田美佐子さんは、ご主人をホスピスで看取りました。大学病院では受け入れてもらえず、ホスピスで穏やかな最期を迎えてほしいと思ったものの空きがなく、何もしてあげられないまま数ヶ月不安な日々を自宅で過ごされたそうです。

いざホスピスに入れるとなっても、それまでの医療不信からご主人は行きたくないと言って嫌がられたそうです。

ところが、ホスピスの医師から「ここは死を迎える場所ではありません。よりよく生きるための場所です」という言葉を聞き、ご主人はみるみる顔を明るくして「よろしくお願いします」とホスピスに入ることになったそうです。

それから50日あまりのあいだ、ずっと泊まり込んでいたという岡田さん。ホスピスの医師、看護師、ボランティアの様子を見て、自分もボランティアとしてここに関わりたいと思うようになりました。その後、たまたま当クリニックにご縁があり、ボランティアとして関わるようになりました。

岡田さんは「療養している自宅に第三者を招き入れるということは、なかなか抵抗のあることだと思うので、いつでもドアをあけてご家族が相談にいらしていただけるよう待っています」と依頼があればすぐに動けるように常駐しています。

一緒にお茶を飲み、ただ話を聞くだけであっても家族は日常を離れ、誰にも漏れることのない話をすることで「よし、またがんばろう」と思えるのだそうです。

主な活動内容は、患者さんの見守りと患者さんとご家族のお話し相手です。

クリニックへ面談に来た方には、在宅ホスピスケア・ボランティアさくらのチラシをお渡しして案内しています。このような精神的なフォローも緩和ケアのひとつです。

丸山ワクチンを活用する

免疫療法「丸山ワクチン」について紹介します。

私のクリニックでは抗がん治療は行ないません。ただし希望があれば、丸山ワクチンによる免疫療法をお勧めしています。

丸山ワクチンは元日本医科大学学長の故丸山千里博士によって、1944年に皮膚結核の治療薬として誕生したものです。副作用がない、延命効果が高い、痛みなどの症状が消える、さらにはがんが縮小・消失したり、がんの成長・転移が抑制されるという特徴と効果が明らかになっています。

1981年8月から40年近くの歴史があり、厚労省が有償治験として認めているもので、安価であり、副作用もありません。ただし丸山ワクチンは認可を受けておらず、治験（治療の臨床試験）としての扱いで健康保険は適用されていません。なので、一般の治療では受けることができません。

この治療を受けるには、医師の治験承諾書（丸山ワクチンによる治験を引き受けるという医師の承諾書）と、これまでの治療経過の概略を書いた「治験登録書」が必要となります。それを持って、患者さん本人か家族、身内などが日本医科大学付属病院内の「ワクチン療法研究施設」へ行き、説明会を聞いて納得されたら申し込みの手続きをすることになります。その後、一日おきあるいは週三回、担当医師が注射をします。

私たちのクリニックでは、要望があればすぐに手配し、その後の注射も行ないます。

丸山ワクチンの治癒率や延命年数のデータはありませんが、効果が得られたというケースは多く、私たちの患者さんでもびっくりするほど元気に過ごされた方や余命一ヶ月と告知されたのに数年間生きられた方などもいます。

がんの患者さんの中には、最期まで望みを捨てずに、いろいろな治療法を探して試す方がいます。治る見込みは低いとわかっていても、何かをしたい、何とかしたいという気持ちにも寄り添いたいと思います。副作用がなく、生活の質を落とさずにできるものであれば、民間療法や代替療法であっても試してみるのもいいでしょう。精神的な支えにもなります。

家族も含め、チーム体制を組んで

訪問すると、家の様子全体をよく見て把握し、患者さんを直接診察します。前回の訪問の時と比べて状態はどうかを判断します。

また、痛みや重い症状、食事の量や排尿、排便、眠れているかなどについて患者さんや家族にうかがいます。痛みが増しているようであれば鎮痛薬の量を増やしたり種類を変更したりします。新たに起こるかもしれない副作用についても患者さんや家族に伝えます。

処方箋はその場で発行し、少しでも早く薬が届くようにします。

血中酸素飽和度の低下や呼吸が苦しい場合には、在宅酸素器をすぐに手配します。

訪問看護師は単独で定期的に訪問します。訪問すると、血圧や血中酸素飽和度といったバイタルチェックの数値や患者さんの様子、家族などから聞き取ったこと、処置したことを医師はカルテに、看護師は報告書に書き、共有します。

寝たきりの方にはケアマネジャーがホームヘルパーを手配し、定期的に訪問して、身の回りのお世話をしたり、入浴は訪問入浴サービスが手配されます。

家族から患者さんの容態変化の電話が入った時は、医師は事前に処方してある薬を使用するよう指示を出します。それでも症状が改善しない場合は訪問し対応します。

最初の面談の時に死に至る過程を説明しますが、訪問が始まってからも状態が変化するたびに説明をします。

「残された時間は1週間くらいですよ」、「会わせたい人がいるなら、いまのうちですよ」と患者さんの人生の時間のリミットを伝えます。

最期が近づいた時は、「今夜中か朝までには呼吸が変化し、肩で息をするようになります。次第に呼吸数が少なくなり、最期に1度か2度大きな呼吸をして止まります」と家族に充分説明します。こうして、亡くなっていく過程を繰り返し説明し、状況を伝えることで、多くの家族は最期の時を安心して見守ることができます。集まってみんなで呼びかけたり、体に触れたりして、家族の温かみを感じてもらうことができます。

患者さんの家族から息を引き取る前に電話をいただくこともありますが、臨終の場に立ち会うのは家族です。家族だけで最期まで看取ります。

亡くなったらすぐに連絡をもらい、死亡を確認するために駆けつけます。

死亡を確認し、死亡診断書を書いたら、在宅緩和ケアの医療行為は終わります。そしてその後には、ご家族へのグリーフケア（大切な人との死別による悲嘆のプロセスにおいて、立ち直りまで寄り添い、サポートすること）が始まります。

在宅緩和ケアで家族が果たす役割は多く、日々の患者さんの顔色や状態のチェックはいつもそばにいる家族でなければできません。炊事・洗濯も家族がすることですし、入浴や排泄の介助も家族が行います。服薬の管理もありますし、出された処方箋で薬を購入するのも家族の役割です。また痛みや苦しみが出てきたら、それを医師や看護師に伝えるのも家族です。医師の指示に従って薬を与えたりする必要もあります。

そして何よりも、いよいよ最期が近づいてきたという状態の変化を見極めることが必要で、その時在宅医や訪問看護師にすぐ連絡をするのも家族です。

在宅緩和ケアの最終的な鍵を握るのは家族です。

患者さん本人は、もちろん家での大往生ですが、家族にとっても覚悟をもって取り組んだ看取りは貴重な時間として人生に刻まれることでしょう。

4章

自分を知るためのトリセツ

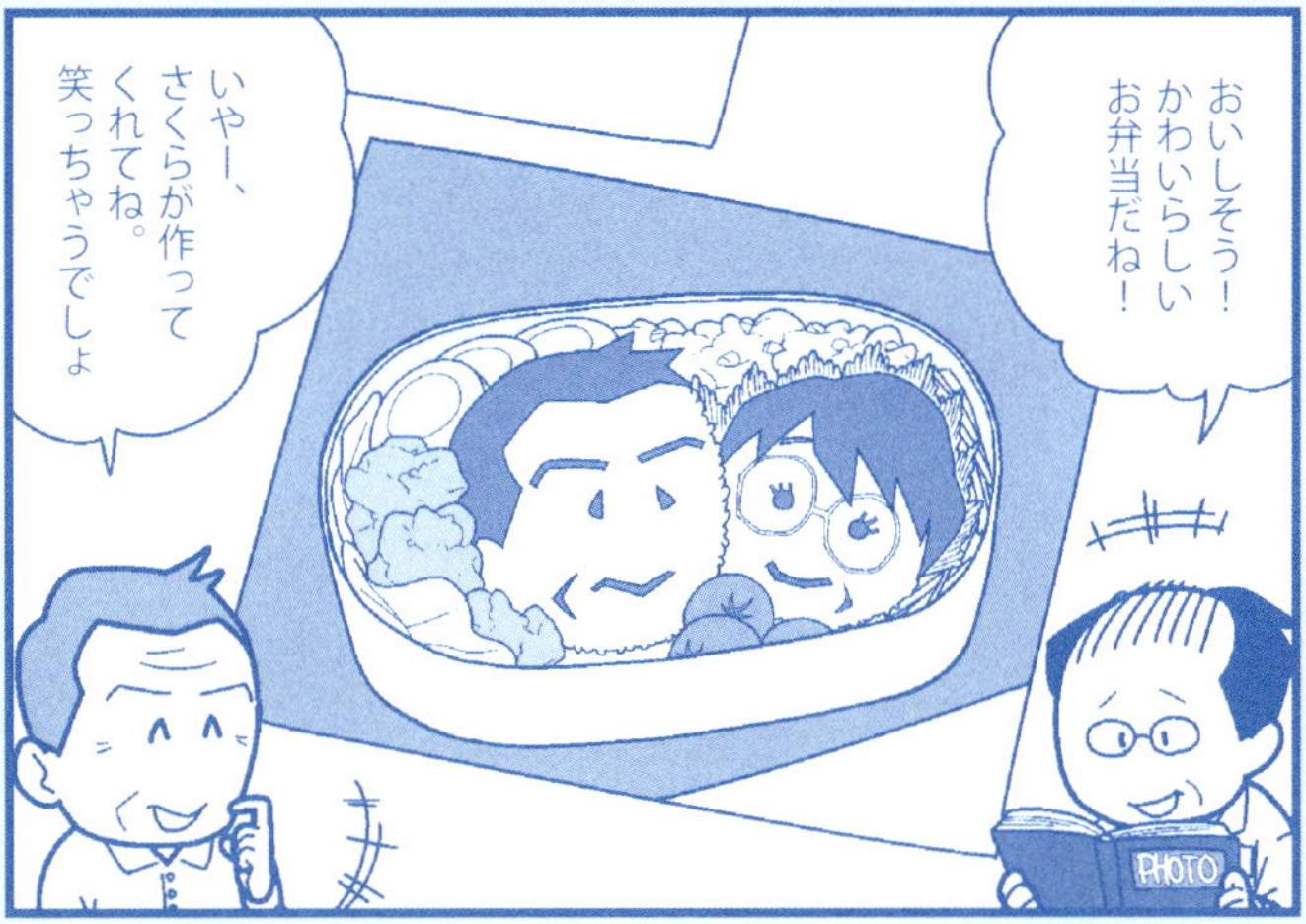
おいしそう！かわいらしいお弁当だね！
いやー、さくらが作ってくれてね。笑っちゃうでしょ
PHOTO

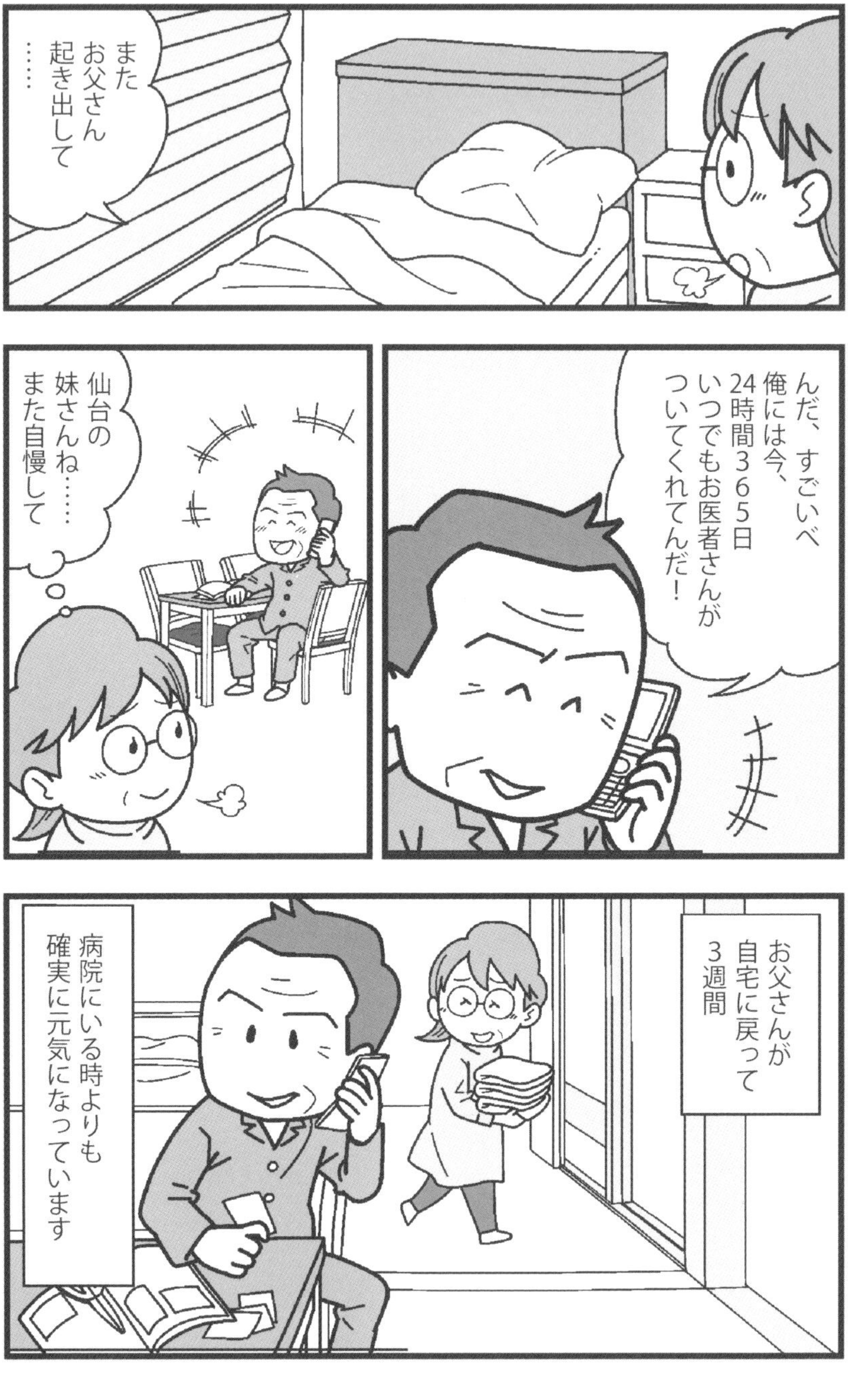
また
お父さん
起き出して
……
んだ、すごいべ
俺には今、
24時間365日
いつでもお医者さんが
ついてくれてんだ！
仙台の
妹さんね……
また自慢して
お父さんが
自宅に戻って
3週間
病院にいる時よりも
確実に元気になっています

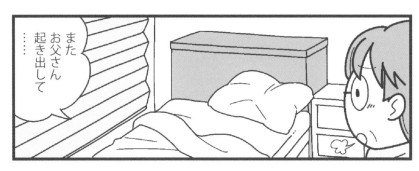

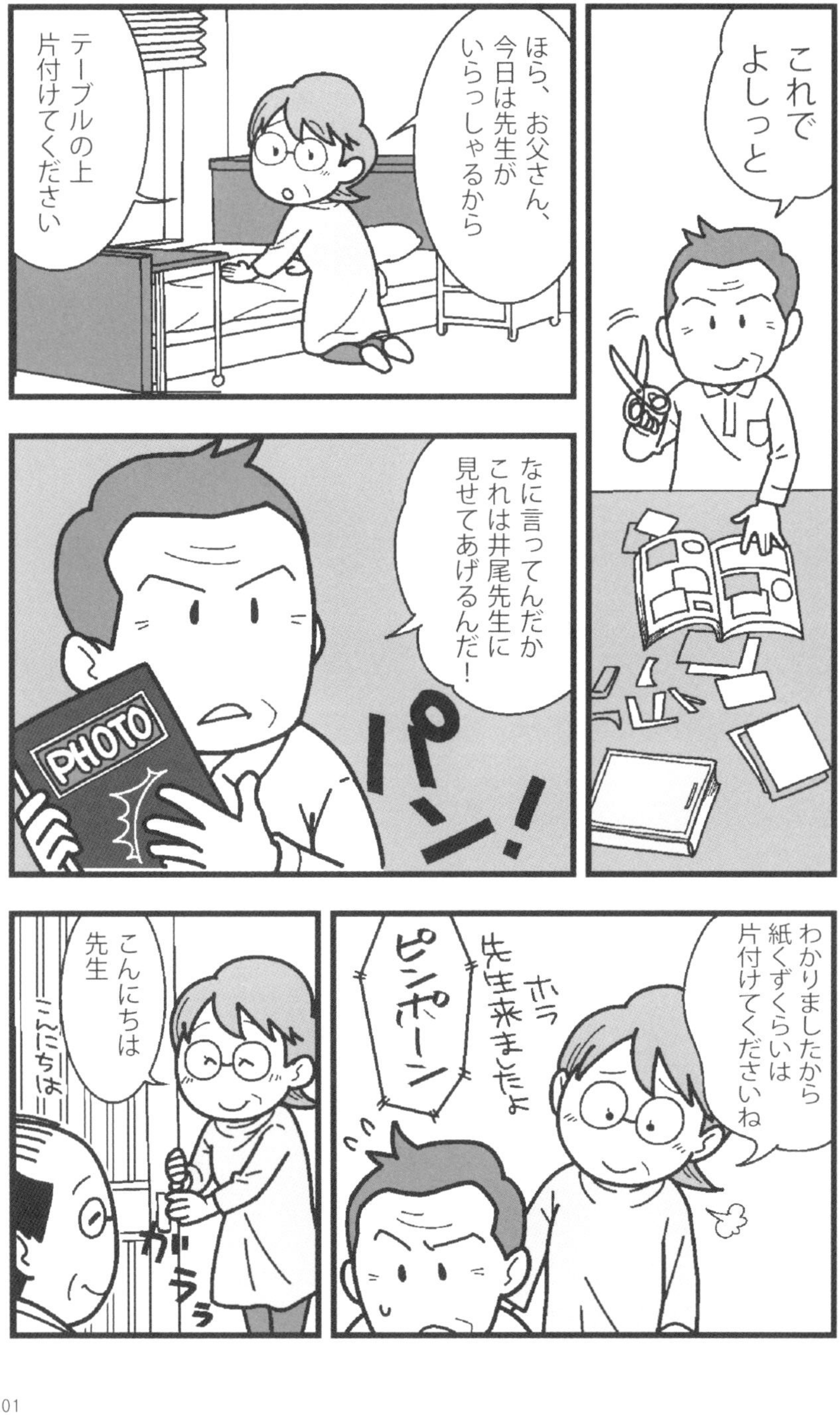
これで
よしっと
ほら、お父さん、
今日は先生が
いらっしゃるから
テーブルの上
片付けてください
なに言ってんだか
これは井尾先生に
見せてあげるんだ！
PHOTO
パン！
わかりましたから
紙くずくらいは
片付けてくださいね
ピンポーン
ホラ
先生来ましたよ
こんにちは
先生
こんにちは
ガラララ

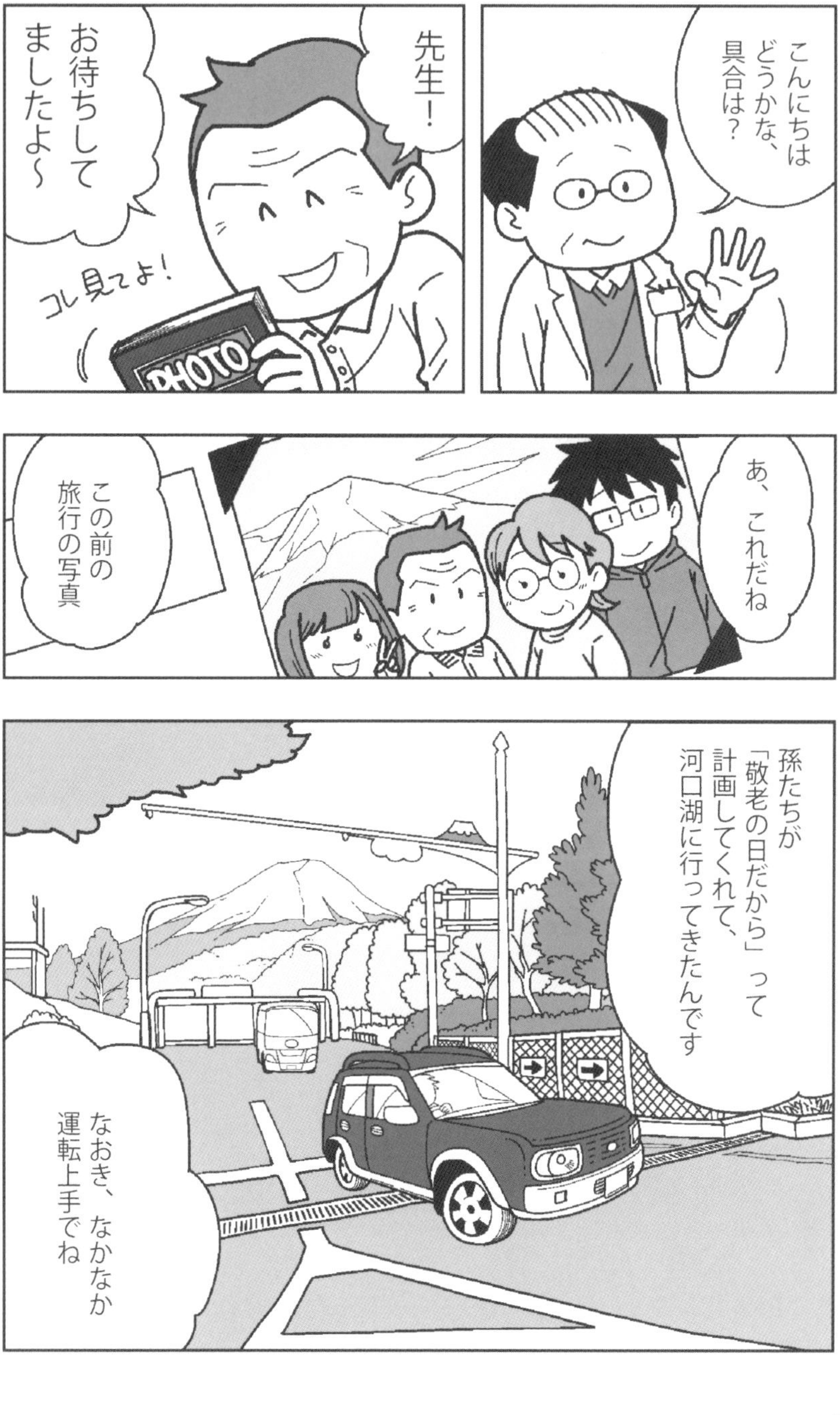
こんにちは
どうかな、
具合は？
先生！
お待ちしてましたよ～
コレ見てよ！
PHOTO
あ、これだね
この前の旅行の写真
孫たちが「敬老の日だから」って計画してくれて、河口湖に行ってきたんです
なおき、なかなか運転上手でね

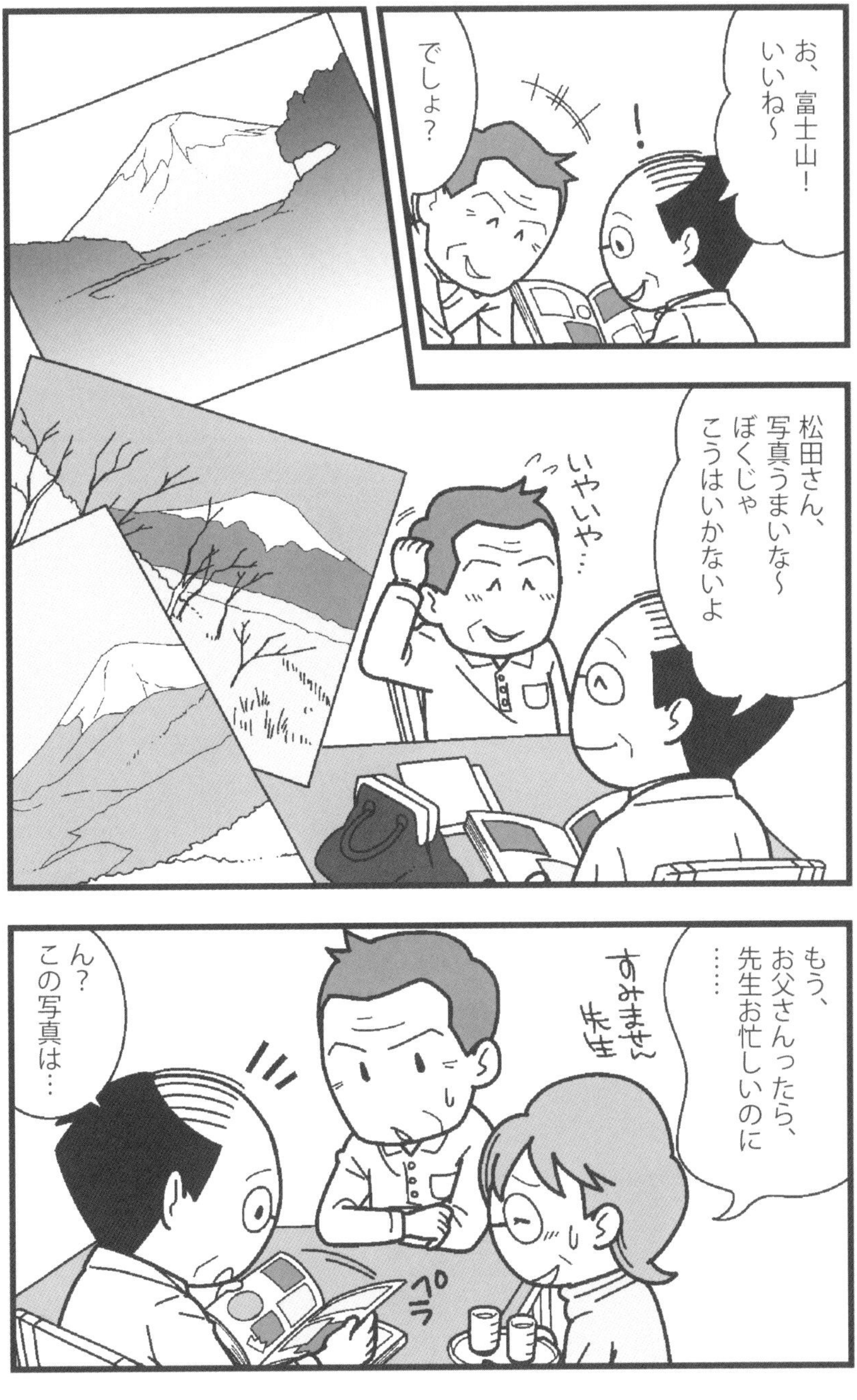
お、富士山！
いいね～
でしょ？
松田さん、写真うまいな～
ぼくじゃこうはいかないよ
いやいや…
もう、お父さんったら、先生お忙しいのに……
すみません先生
ん？この写真は…

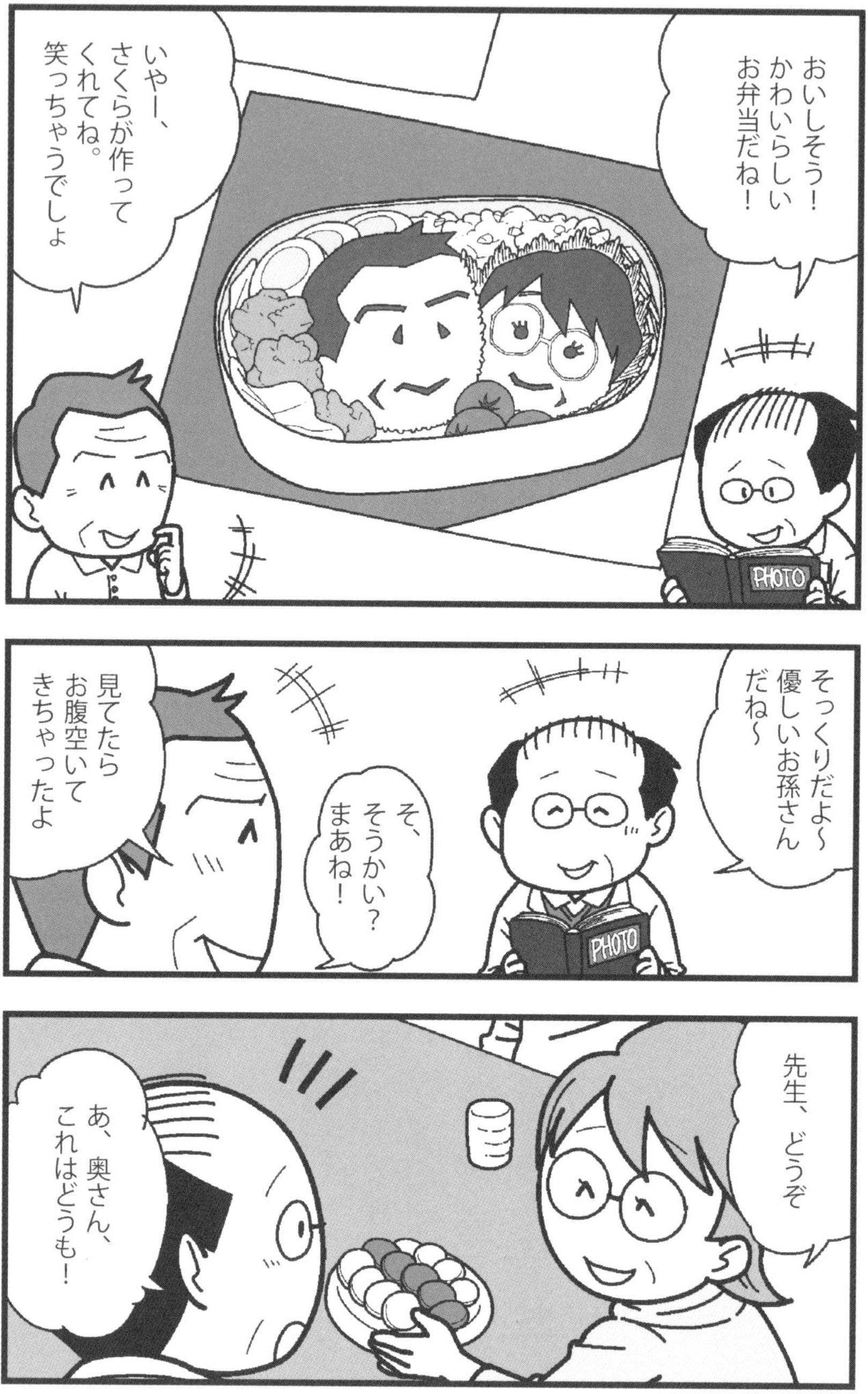
おいしそう！かわいらしいお弁当だね！
いやー、さくらが作ってくれてね。笑っちゃうでしょ
PHOTO
そっくりだよ～優しいお孫さんだね～
そ、そうかい？まあね！
見てたらお腹空いてきちゃったよ
PHOTO
先生、どうぞ
あ、奥さん、これはどうも！

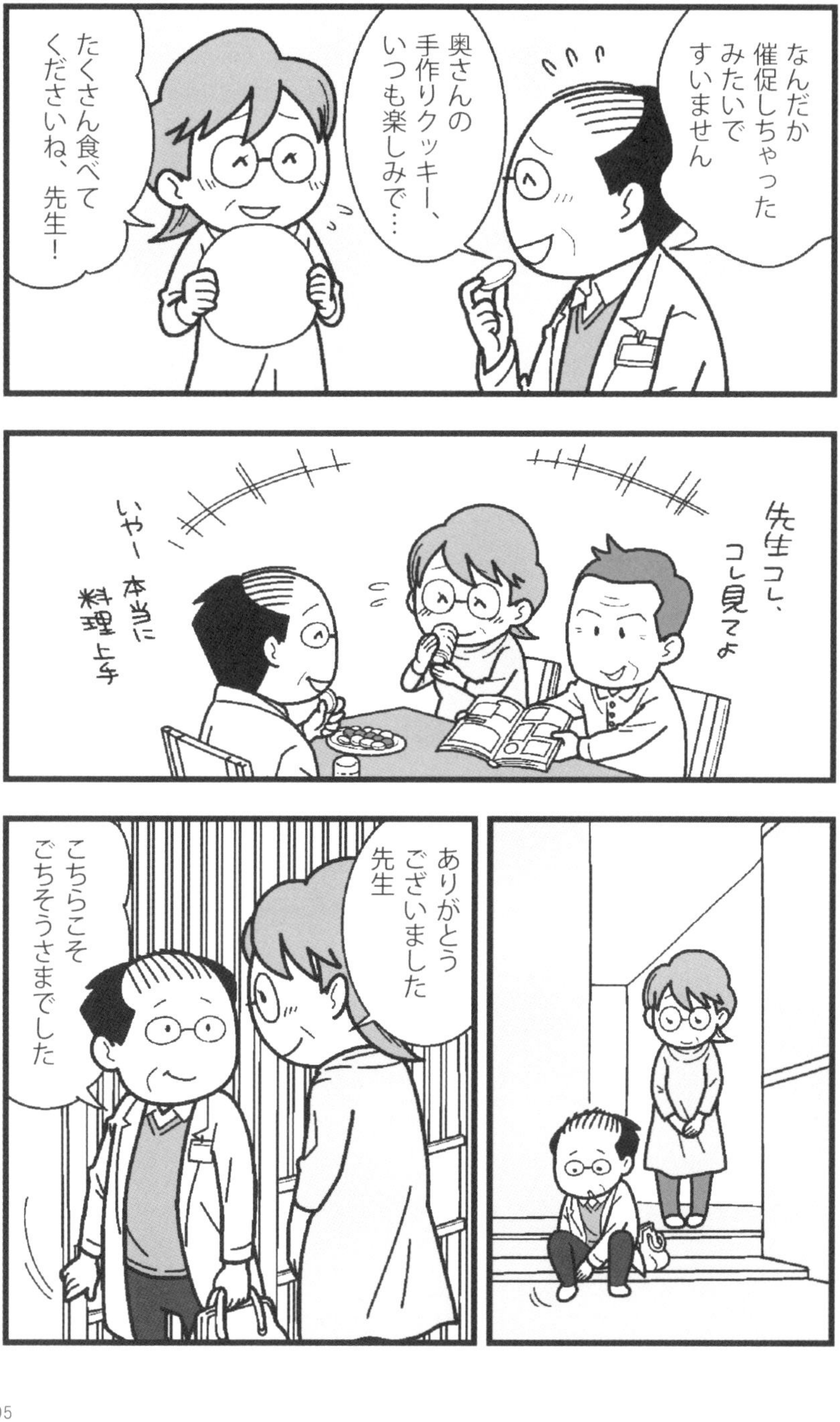
なんだか
催促しちゃった
みたいで
すいません
奥さんの
手作りクッキー、
いつも楽しみで…
たくさん食べて
くださいね、先生！
先生コレ、
見てよ
いやー
本当に
料理上手
ありがとう
ございました
先生
こちらこそ
ごちそうさまでした

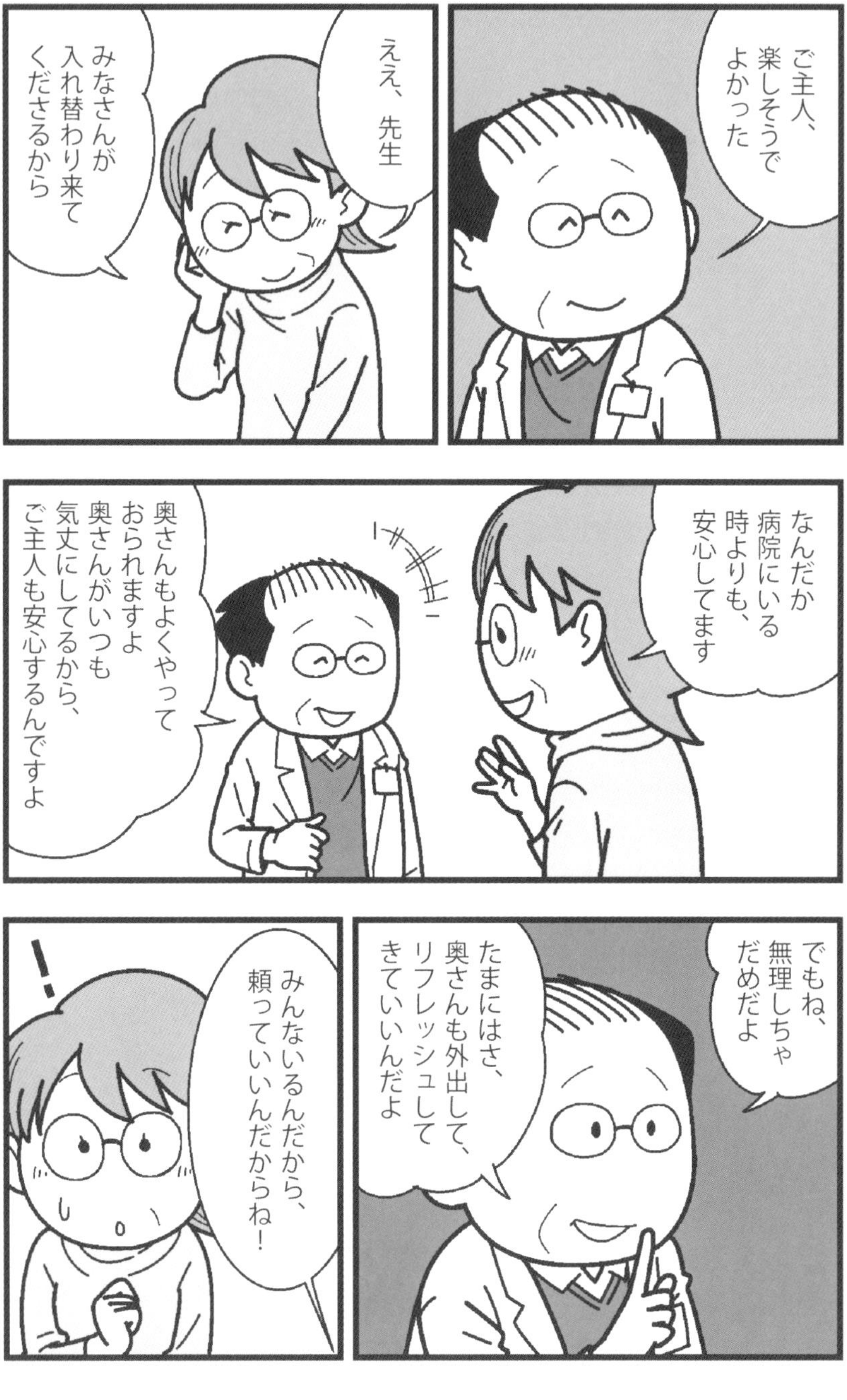
ご主人、楽しそうでよかった
ええ、先生
みなさんが入れ替わり来てくださるから
なんだか病院にいる時よりも、安心してます
奥さんもよくやっておられますよ奥さんがいつも気丈にしてるから、ご主人も安心するんですよ
でもね、無理しちゃだめだよ
たまにはさ、奥さんも外出して、リフレッシュしてきていいんだよ
みんないるんだから、頼っていいんだからね!
!

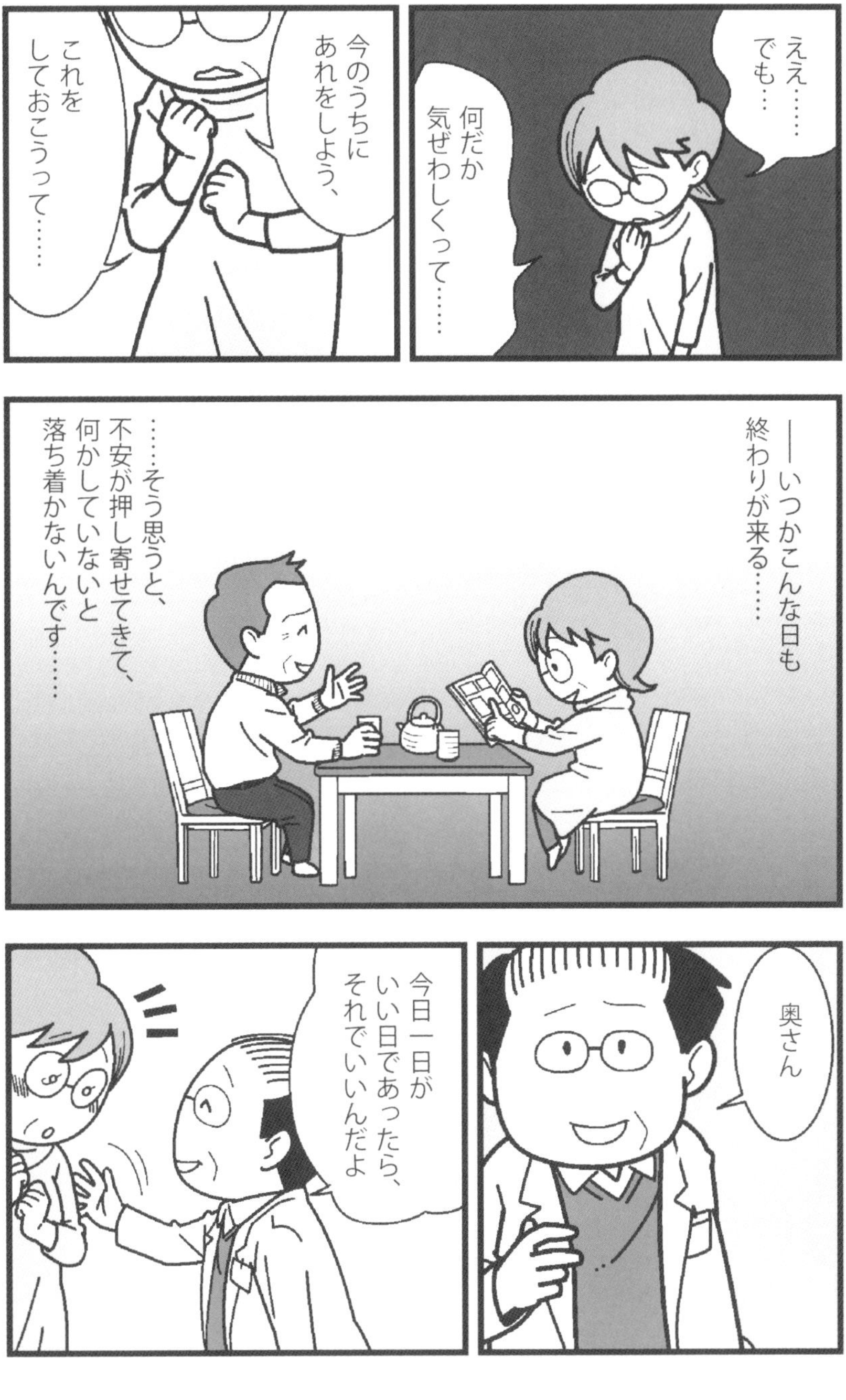
ええ……
でも…
何だか
気ぜわしくって……
今のうちに
あれをしよう、
これを
しておこうって……
――いつかこんな日も
終わりが来る……
……そう思うと、
不安が押し寄せてきて、
何かしていないと
落ち着かないんです……
奥さん
今日一日が
いい日であったら、
それでいいんだよ

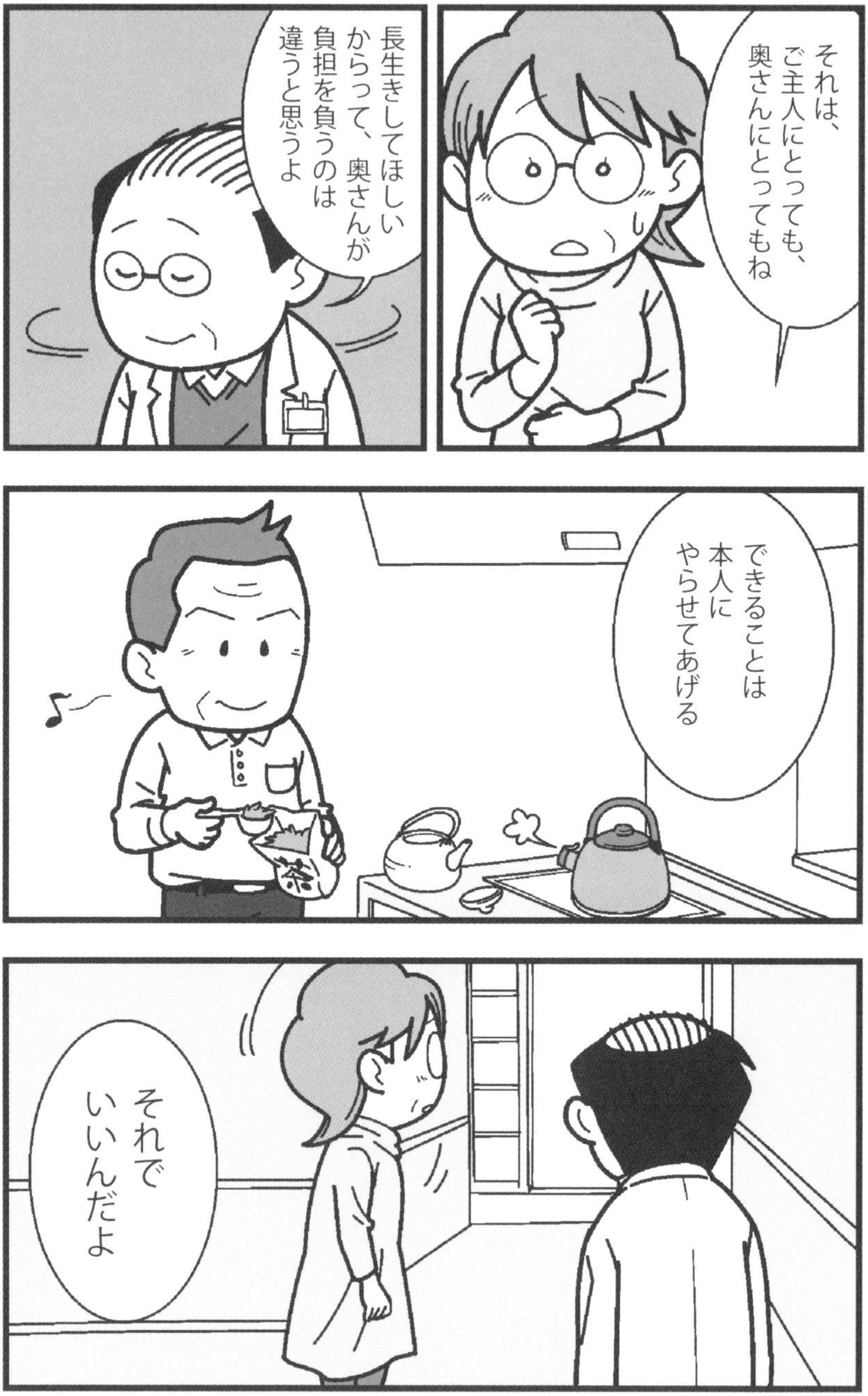
それは、
ご主人にとっても、
奥さんにとってもね
長生きしてほしいからって、奥さんが負担を負うのは違うと思うよ
できることは本人にやらせてあげる
茶
それでいいんだよ

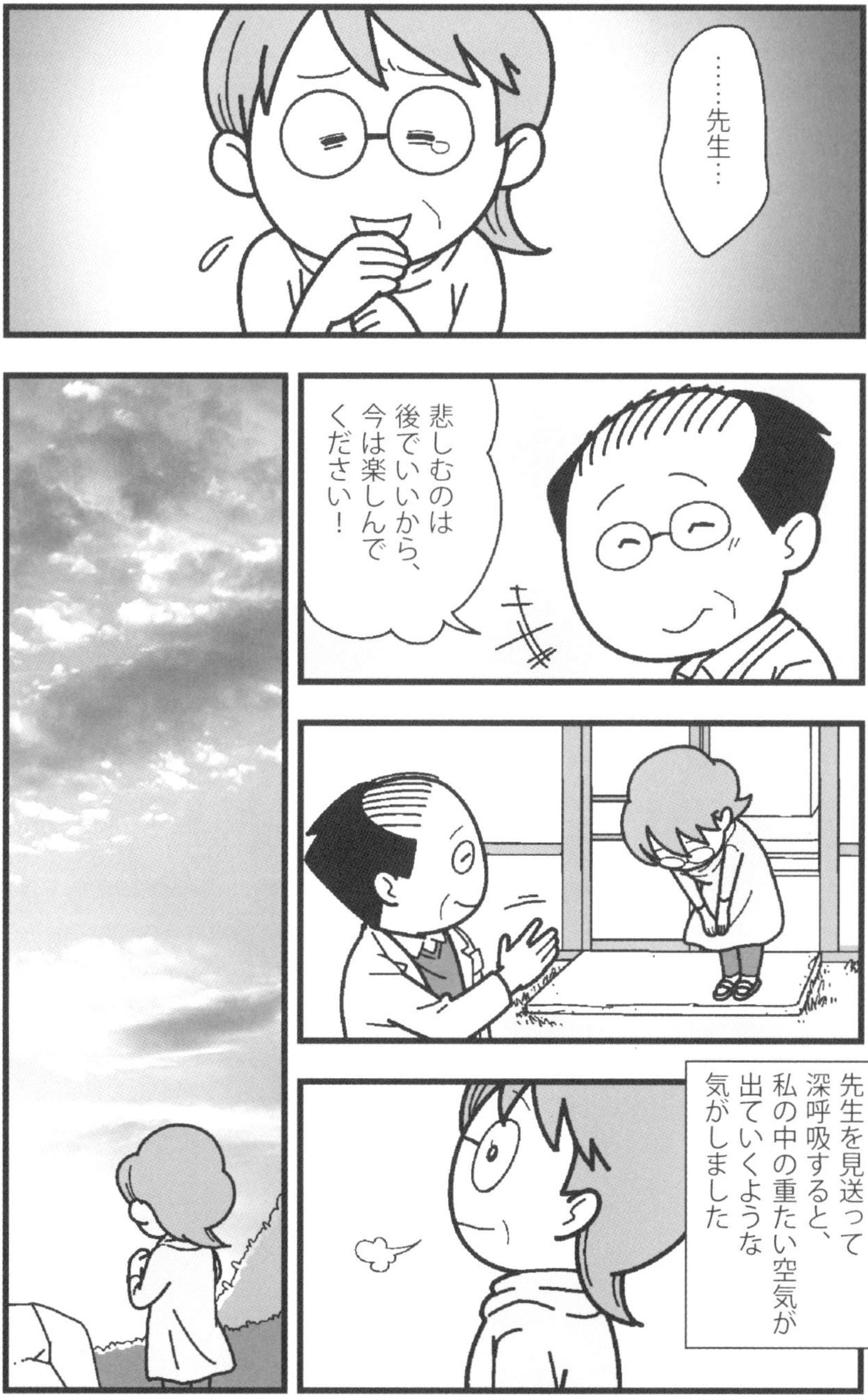
……先生……
悲しむのは後でいいから、今は楽しんでください！
先生を見送って深呼吸すると、私の中の重たい空気が出ていくような気がしました

人生会議（ＡＣＰ）で考える最期の時の過ごし方

命の危機が迫った状態になると、約70％の方が医療やケアなどを自分で決めたり、望みを人に伝えたりすることができなくなる、と言われています。

事前に準備がないままいざという時になって、自分がどこで最期を迎えるかを決めることができるでしょうか。自分に意識がない状況で、救急車で病院に運ばれたとした場合、二度と外すことができないかもしれない人工呼吸器をつけるかどうかを、家族がその場で即決することは、とても難しいことでしょう。

そうならないために、「前もって自分の死に方をちゃんと考えましょう。そして家族や身内、近しい人たちに話しておきましょう」と、厚生労働省は謳《うた》っています。

これらは「人生会議（アドバンス・ケア・プランニング＝ＡＣＰ）」と名付けられ、「もしもの時のために、あなたが望む医療やケアについて、前もって考え、繰り返し話し合い、共有する取り組みのこと」を言います。（国は、２０１８年11月にＡＣＰの愛称を「人生会議」に、さらに11月30日（いい看取り・看取られ）を「人生会議の日」と決めました）

ACPは、将来の変化に備え、将来の医療及びケアについて、患者さんを主体に、その家族や近しい人、医療・ケアチームが繰り返し話し合いを行ない、患者さんの意思決定を支援するプロセスです。患者さんの人生観や価値観、希望に沿った将来の医療及びケアを具体化し、終末期においても尊厳ある生き方を実現し、QOD（クオリティ・オブ・デス）を重視するというものです。

この世でひとつだけ確かなことがあるとすれば、それは死です。人は100％死にます。大部分の人は、亡くなる直前まで元気で健康寿命の長い「ピンピンコロリ」を希望しています。しかし、実際にはそれは念仏にすぎず、寝ついた後に亡くなる「ネンネンコロリ」になることがほとんどでしょう。尊厳死や平穏死を望んでも、それをすべて満たすことはほぼ不可能です。

せめて「助かるために積極的に治療を受け、延命のための治療も受ける」のか、「やれる治療は受けるが延命のための治療は受けない」のか、「延命のための治療も治癒のための治療も拒否する」のかを普段から考え、決めておきましょう。

そして、家族や身内、近しい人たちに話しておきましょう。

看護師やケアマネジャーといったサポートをしてくれる人たちでもかまいません。

最近では、独居や認知症であっても対応ができるように、より広い範囲の人を含められるようになってきています。親しい友人でもかまいません。自分の意思をちゃんと伝えておきましょう。

独居が増えていく未来

一人暮らしでも自宅で最期を迎えることは可能です。

現に、2012年5月から2017年9月までの分析ですが、私のクリニックでは独居の患者さんが96人いました。がんが76人、非がんが20人です。自宅で看取った方が58人、ホスピスに入院された方が21人、転院・入所などで終了が14人、継続中が3人です。

独居は完全独居、家族同居日中独居、家族別世帯独居、と大きく3つに分けることができます。独居の場合、基本的にキーボックスを使用します。

完全独居の場合は、日中はヘルパー、訪問看護師、友人、隣人が看ます。夜間は独居ですが、訪問した人が、その都度、安否確認を行ないます。看取りは気がついた人になります。

家族同居日中独居の場合、日中はヘルパーや訪問看護師、友人、隣人が看ます。夜間休日は家族が看ます。看取りが近い場合は家族が仕事を休んで看るので、看取りはほとんど家族です。

家族別世帯独居の場合は、日中は家族や親族が通ったり、ヘルパー、訪問看護師、友人、隣人が看ます。夜間は独居です。看取りが近い場合は家族が泊まり込み看取ります。看取りは気がついた人になる場合もあります。

どのパターンにしろ、独居でも最期まで在宅で過ごすことは可能なのです。

医療と介護の協力体制で支え、緊急時の連絡方法さえ間違えなければ、検案にならず、死亡診断書で終わることができます。

誰が看取るかは問題ではなく、その方に関わっている誰かが看取ってあげることができればいいのです。

これからの最大の問題は、増え続ける孤立死です。

２０１７年10月29日の読売新聞では、年間の孤立死は約１万7千人としていますが、これからはもっと増えます。

２０１５年の立川市での自宅死亡は３１８人。そのうち48％の１５３人が検案、うち独居は82人いました。

しかも、発見までに3日以上、なかには1ヶ月以上というケースもありました。

在宅での孤立死の半数が異状死扱いで、検案です。警察が看取りの仕事を一番しているということになってしまっています。

地方では違います。近隣との関係がありますし、また病院や警察、消防の連携もあるため、独居の孤立死、異状死は都会のように多くはありません。

今後、都会では高齢化が進むにつれて、ますますこういったケースは増えていきます。

前述のように、在宅医、訪問看護師、訪問薬剤師、ケアマネジャー、訪問介護、訪問入浴など、医療・介護が一体になり、さらに近隣の友人・知人が支えていけば、孤立死は防げます。

問題は亡くなった後です。死後は対応ができなくなりますから、生前に信頼できる弁護士や成年後見人などを見つけ、事前にすべての手配をしておくのがいいでしょう。

最期の姿を看取る存在

在宅緩和ケアを受けていると、最期の時の直前まで元気でいられることがよくあります。近所を散歩したり、人に会ったりして日々を過ごしています。

最期まで日常の生活の中にいることを感じられるよう「今日もごはんが食べられたね」「今日もいい1日だったね」と、その日を過ごせた喜びを感じられる声がけをします。

一方、家族へは段階がひとつ変化するごとに、医師や看護師から「これはこういうことですよ」「次はこうなりますよ」と伝えますが、家族はそれでも不安を感じることがあるでしょう。

私のクリニックでは、事前に『旅立ち―死を看取る』(バーバラ・カーン著)と、オリジナルで作成した『臨終前後にみられる患者さんの状態と対処方法』というパンフレットを渡しています。

少なくとも、これで亡くなる前にどういったことが起こるか知識を持つことができます。

いよいよ今日、今夜中となった時には、次のことを説明し、念を押します。
●最期まで耳は聞こえているので、そばについていて安心させてあげること。
●最期の呼吸を確認したら、すぐに在宅医や訪問看護師に連絡をすること。
●くれぐれもあわてて救急車を呼ばないこと。
以上の3点です。

家族から息を引き取る間際に電話をもらうことがありますが、医師や看護師が臨終の場に立ち会うことはありません。家族が看取ります。

そして電話を受けたら、死亡を確認するために駆けつけますが、それまでの間、ご家族でしっかりとお別れをしていただきたい、私はそう思っています。もちろん早く駆けつけるに越したことはありませんが、でも最期の時を家族で過ごすことも重要です。泣いても、叫んでもかまわないと思っています。

最期の姿は、その人が生きてきた証です。看取りの姿を通して、その人が大切にしてきたことや、どういった生き方をしてきたかが表れます。その姿をきちんと見届けてあげてほしいと思います。

人生の卒業証書を穏やかに渡したい

死亡を確認したら、死亡診断書を書いて、在宅緩和ケアの終了です。

自宅で心肺停止している時、緊急連絡を在宅医にするべきところを、あわてて救急車を呼んでしまったり、よく事情を知らない人が警察に連絡してしまったら、単なる変死となってしまいます。そして、検案となり死体検案書になります。いつ死んでも、どこで死んでも、死亡診断書か死亡検案書のどちらかが書かれることになります。

死亡診断書や死体検案書は人生の卒業証書のようなものです。この卒業証書を自分の目で見ることはありませんが、どうせなら、死亡診断書で大往生として、穏やかに送り出してあげたい。そして、最期まで看取った家族にも「よくがんばったね」と言ってあげたいのです。

在宅緩和ケアを引き受ける医師は、死亡診断書を書く責任を請け負っています。それがその人の最期を看取るということです。最期までその人がその人らしく過ごすことができるように、チームが全力でサポートするのです。

在宅の看取りはわれわれ在宅医、訪問看護師、訪問薬剤師、ケアマネジャー、訪問介護、訪問入浴など、そしてさらには友人や近隣の人からなるチームで行なうものです。そして家族もそのチームの重要な一員なのです。

そのチームと共に「自宅で最期まで過ごしたい、家族と過ごしたい」という患者さんの希望を達成してあげる。それはどんな人に対しても行なうことができます。独居の人も孤独に死ぬことを防げます。

その人らしい最期を安心して迎えることのできる社会をつくる。そのために、地域がひとつになってその人と家族をサポートする。それが、在宅緩和ケアが目指しているゴールです。

これからの未来、自分が最終的にどうやって人生を終えるのか、ぜひ考えてみてください。
そして家族で、場合によっては、介護者や医療関係者も交えて話し合ってください。

死に方を考えるということは、生き方を考えるということです。
自分は何が好きで、何をやっている時が楽しくて、どう生きていけば幸せなのか。
最期までやりたいこと、見たいこと、感じたいことは何か。
あなたはどんな最期を迎えたいですか？

5章

人生の表現のトリセツ

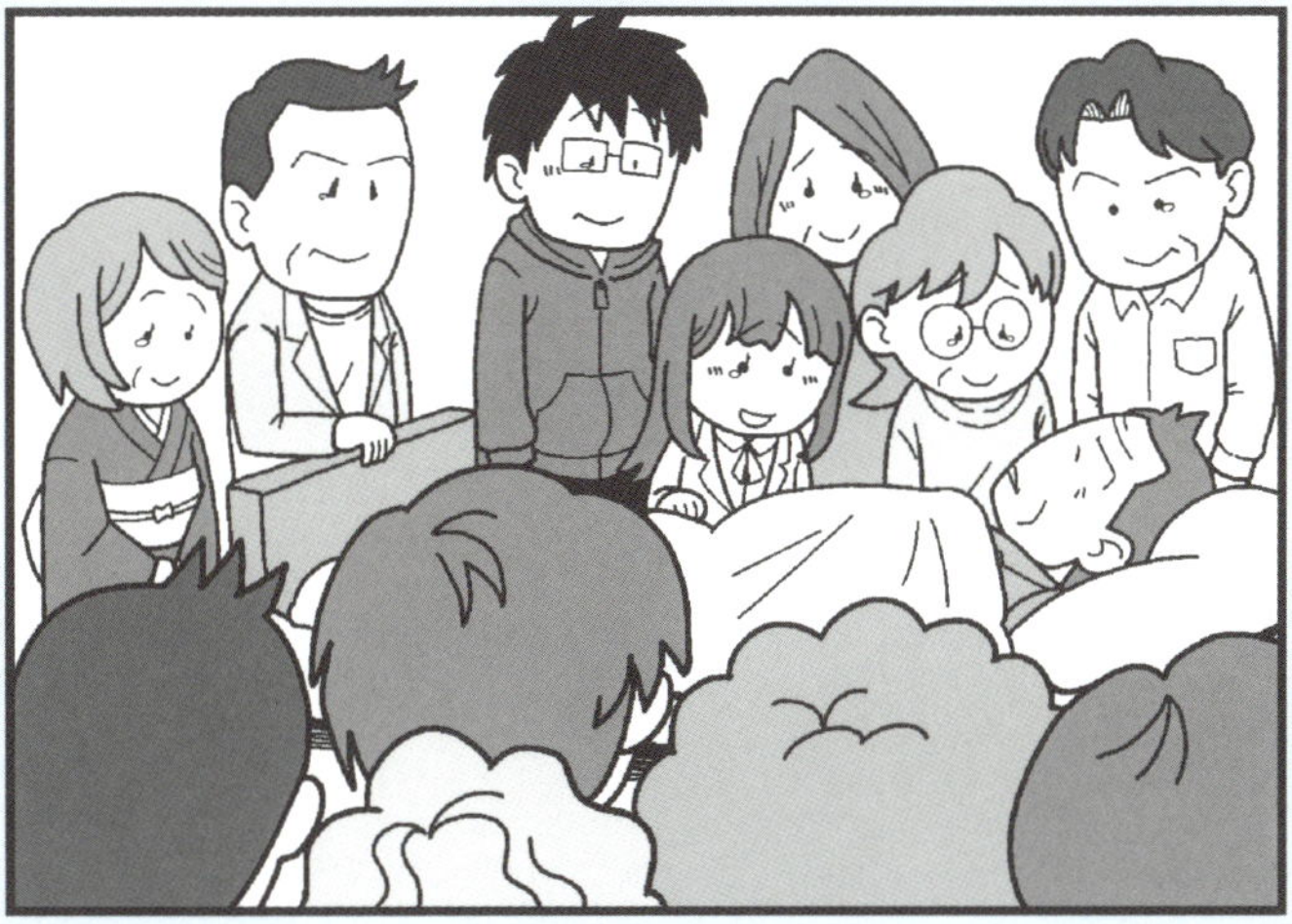

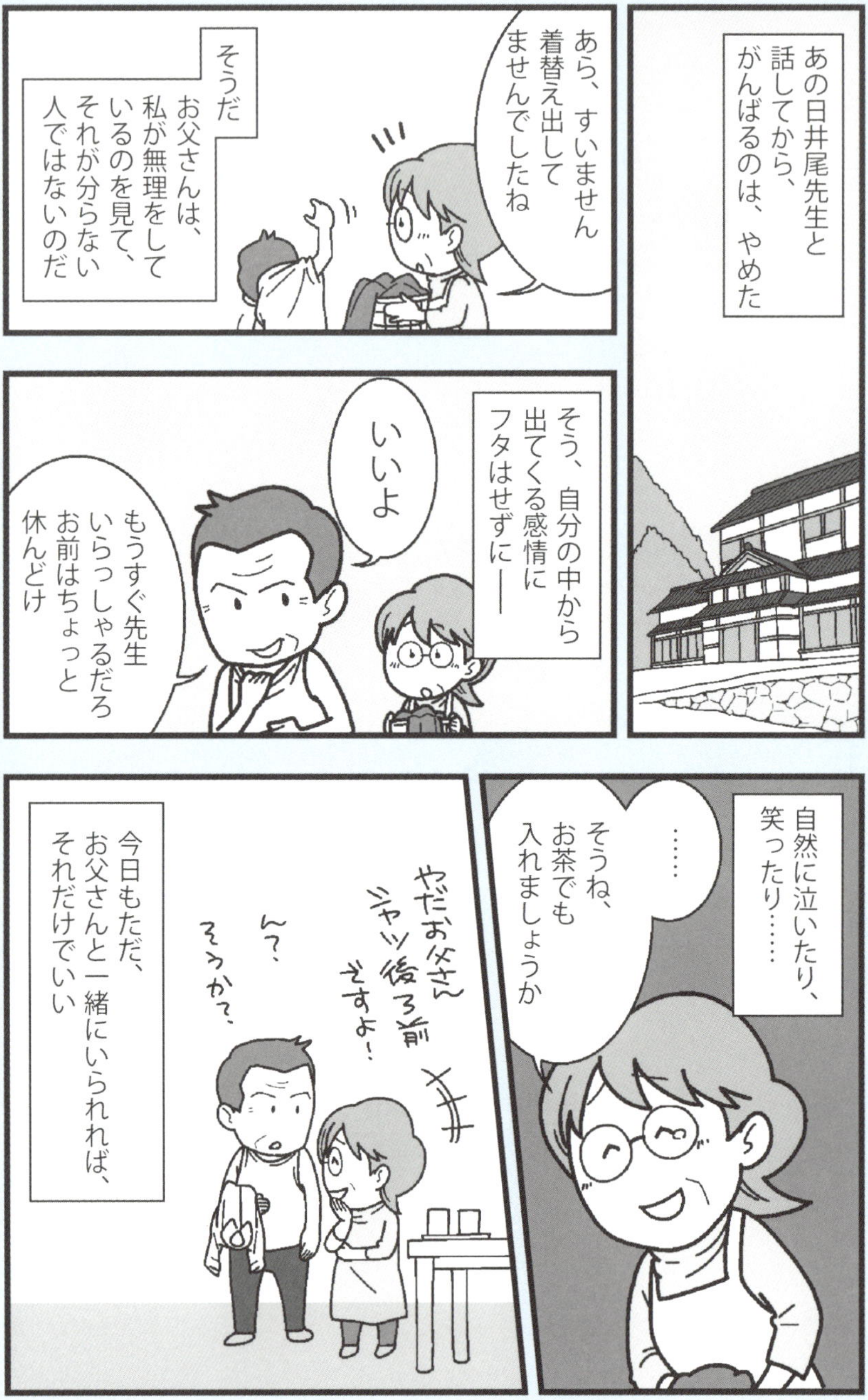
あの日井尾先生と話してから、がんばるのは、やめた
あら、すいません着替え出してませんでしたね
そうだ
お父さんは、私が無理をしているのを見て、それが分らない人ではないのだ
そう、自分の中から出てくる感情にフタはせずに――
いいよ
もうすぐ先生いらっしゃるだろお前はちょっと休んどけ
自然に泣いたり、笑ったり……
……
そうね、お茶でも入れましょうか
やだお父さんシャツ後ろ前ですよ！
ん？そうか？
今日もただ、お父さんと一緒にいられれば、それだけでいい

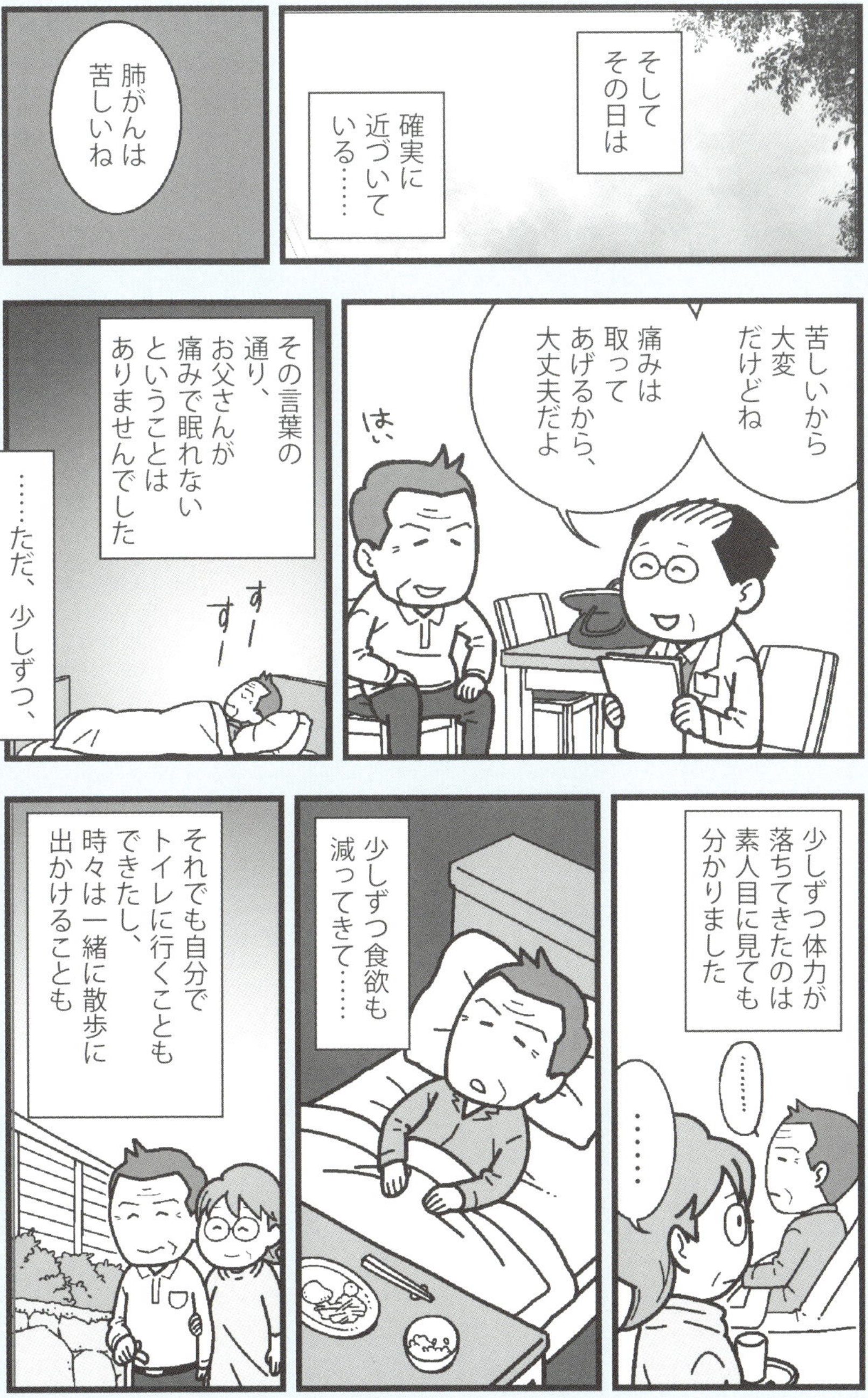
そして
その日は
確実に
近づいている……
肺がんは
苦しいね
苦しいから
大変だけどね
痛みは
取って
あげるから、
大丈夫だよ
はい
その言葉の
通り、
お父さんが
痛みで眠れない
ということは
ありませんでした
すー
すー
……ただ、少しずつ、
少しずつ体力が
落ちてきたのは
素人目に見ても
分かりました
……
……
少しずつ食欲も
減ってきて……
それでも自分で
トイレに行くことも
できたし、
時々は一緒に散歩に
出かけることも

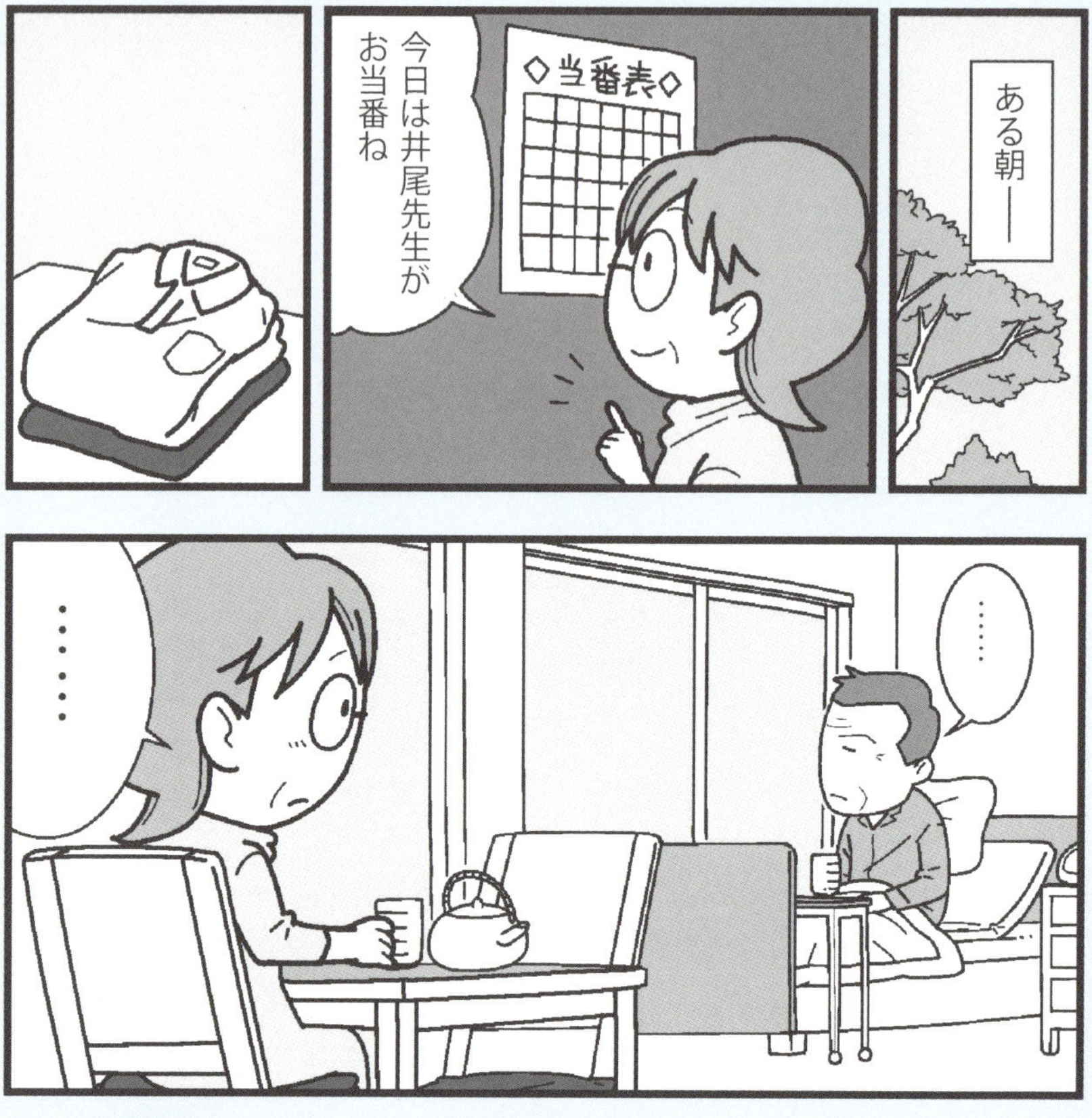
ある朝――
◇当番表◇
今日は井尾先生がお当番ね
……
……
そろそろ井尾先生がお見えになりますよ
うん……
ピンポーン
はーい

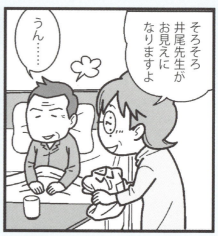

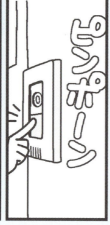

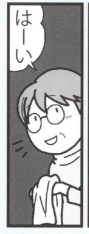

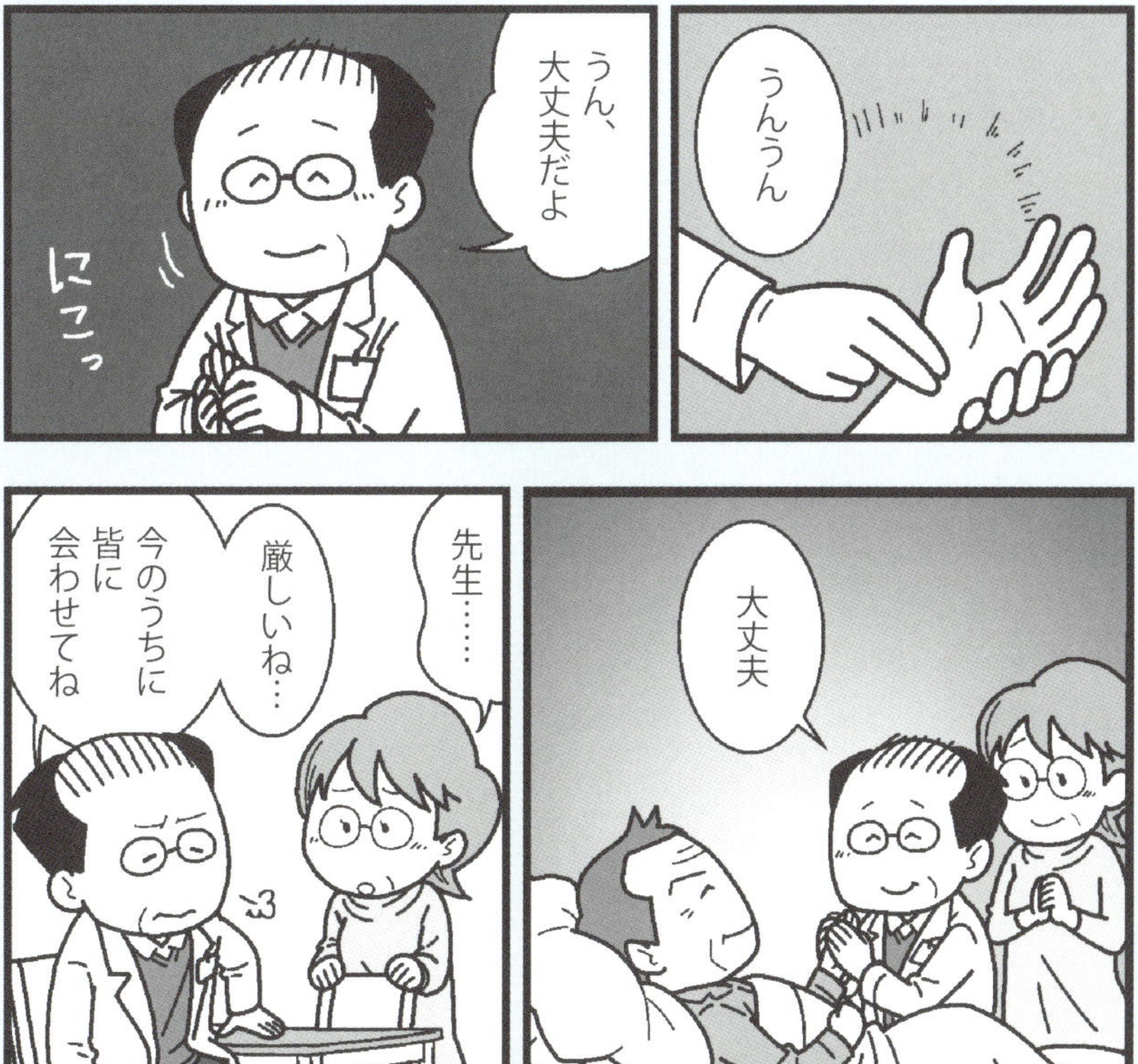
うんうん
うん、大丈夫だよ
にこっ
大丈夫
先生……
厳しいね…
今のうちに皆に会わせてね
何かあったら、何時でもいいから
連絡ちょうだい
……はい
最期まで一緒にいてあげてね
すーすー

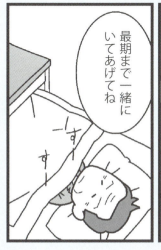

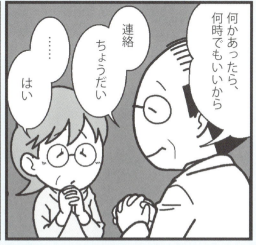

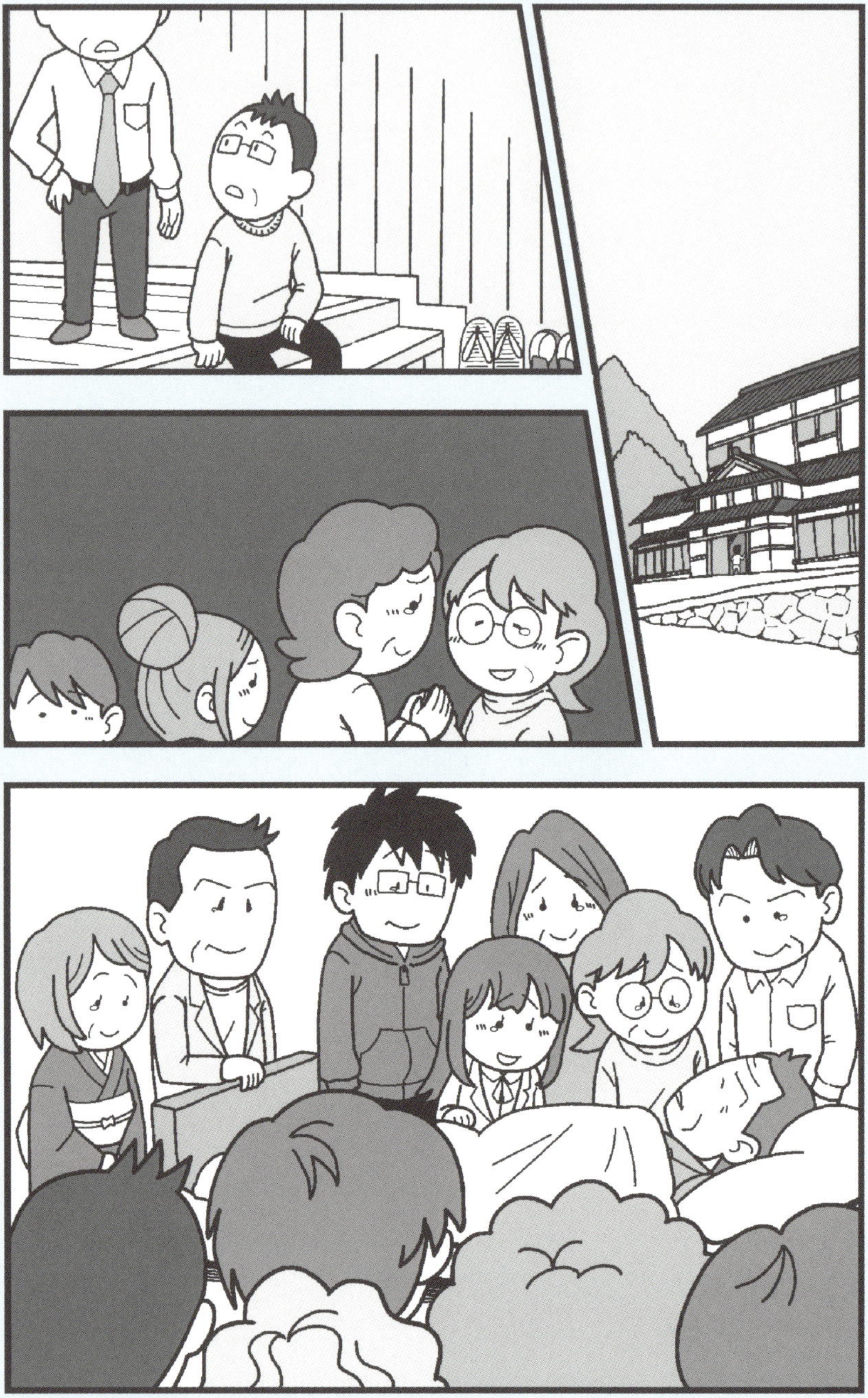

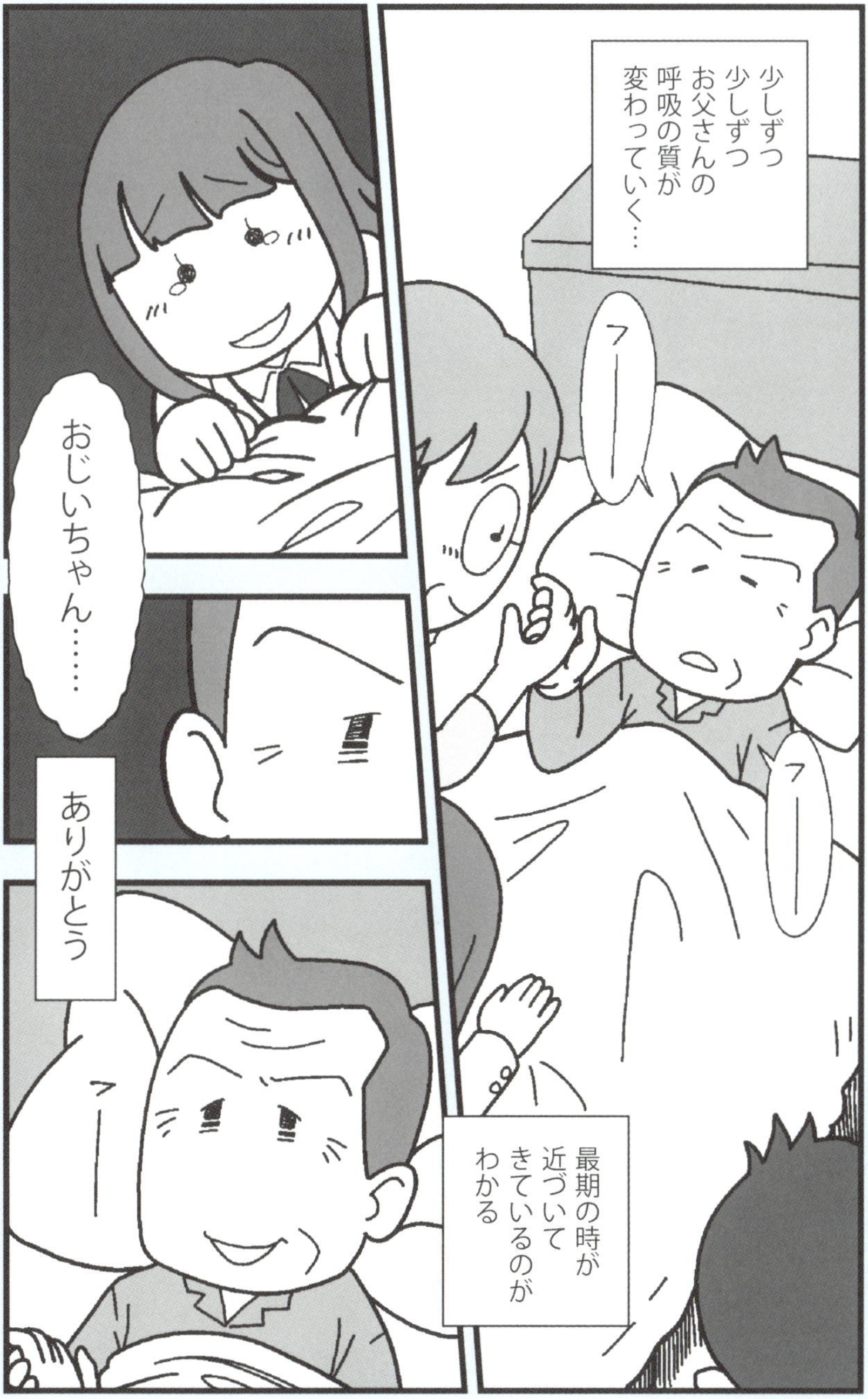

少しずつ
少しずつ
お父さんの
呼吸の質が
変わっていく…
フー
フー
最期の時が
近づいて
きているのが
わかる
おじいちゃん……
ありがとう
フー

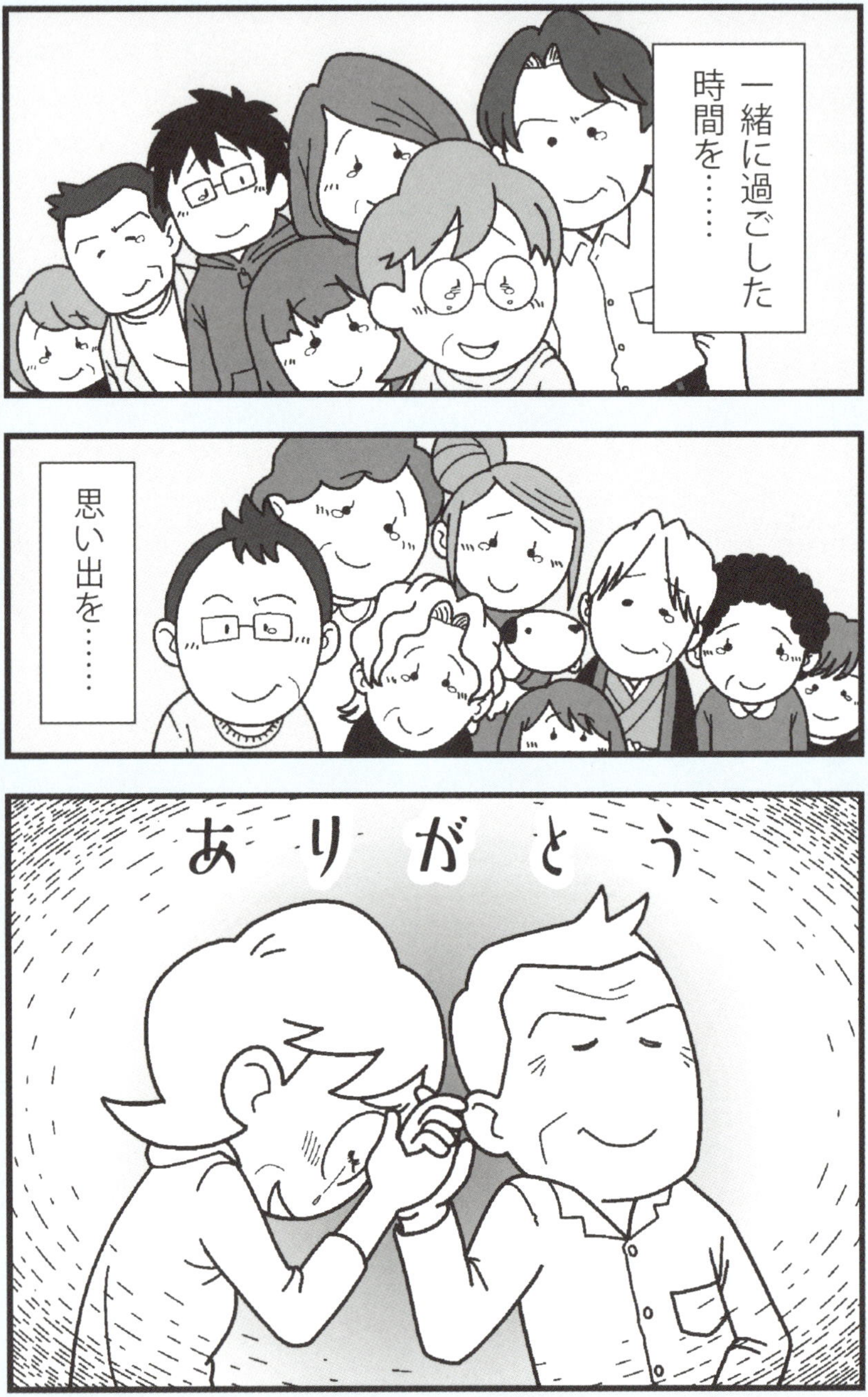
一緒に過ごした
時間を……
思い出を……
ありがとう

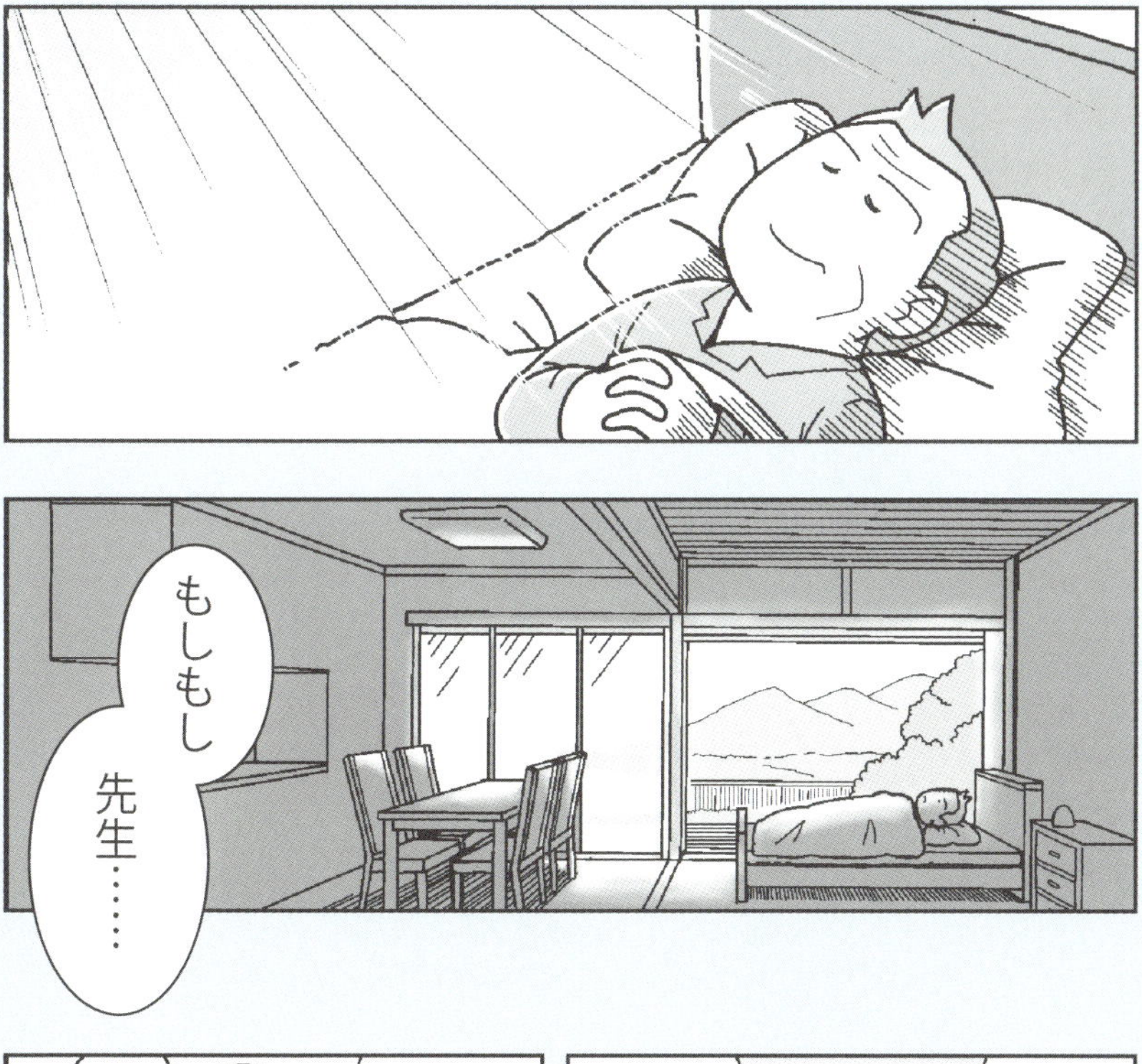
もしもし
先生……
松田さん…よくがんばったね
本当にお疲れさまでした
奥さんもがんばりましたね
いえ……がんばったなんて……

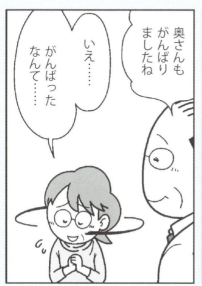

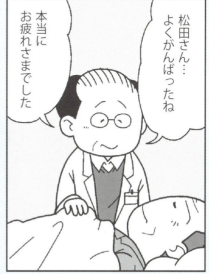

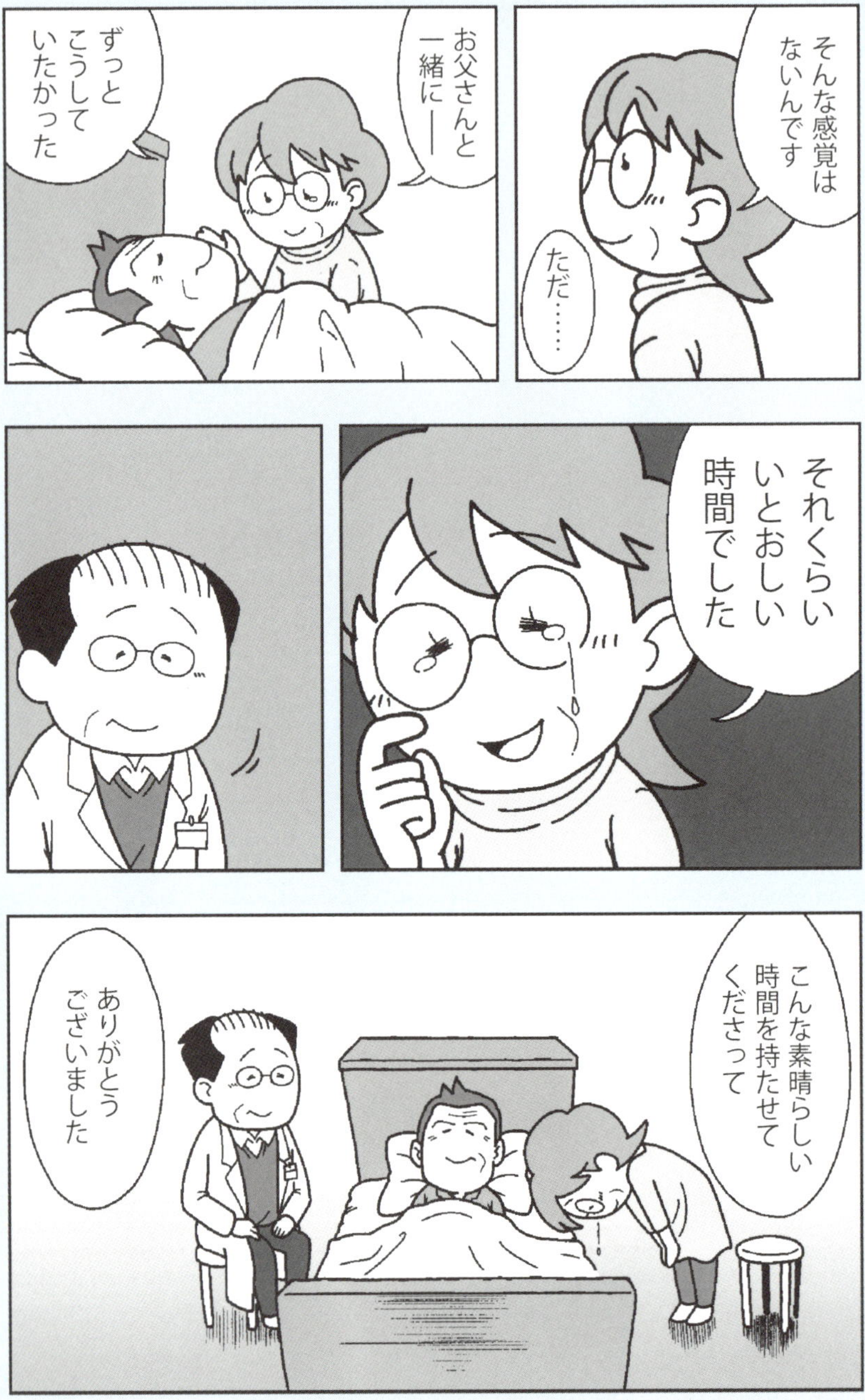
そんな感覚はないんです
ただ……
お父さんと一緒に――
ずっとこうしていたかった
それくらいいとおしい時間でした
こんな素晴らしい時間を持たせてくださって
ありがとうございました

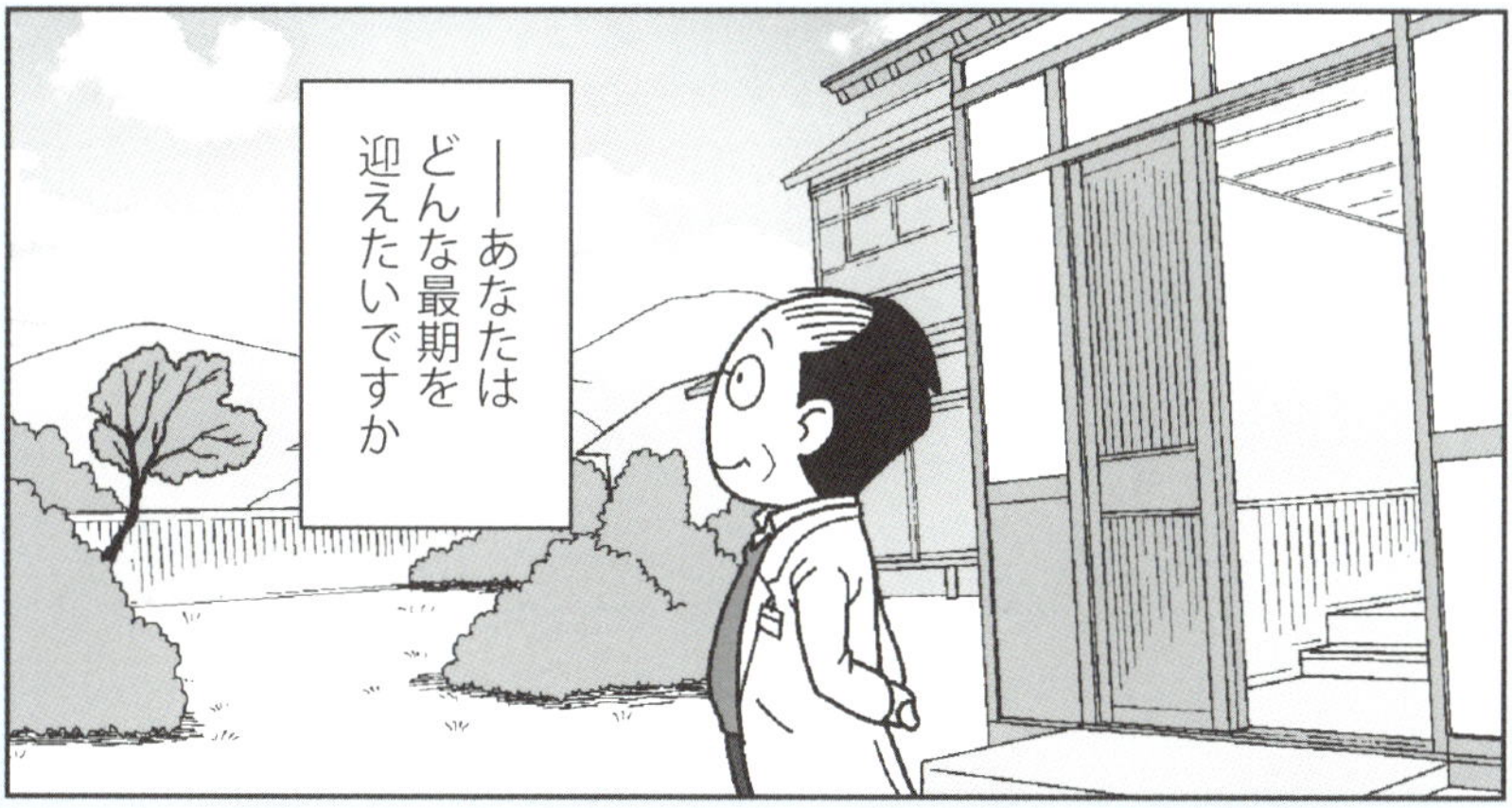
——あなたは
どんな最期を
迎えたいですか

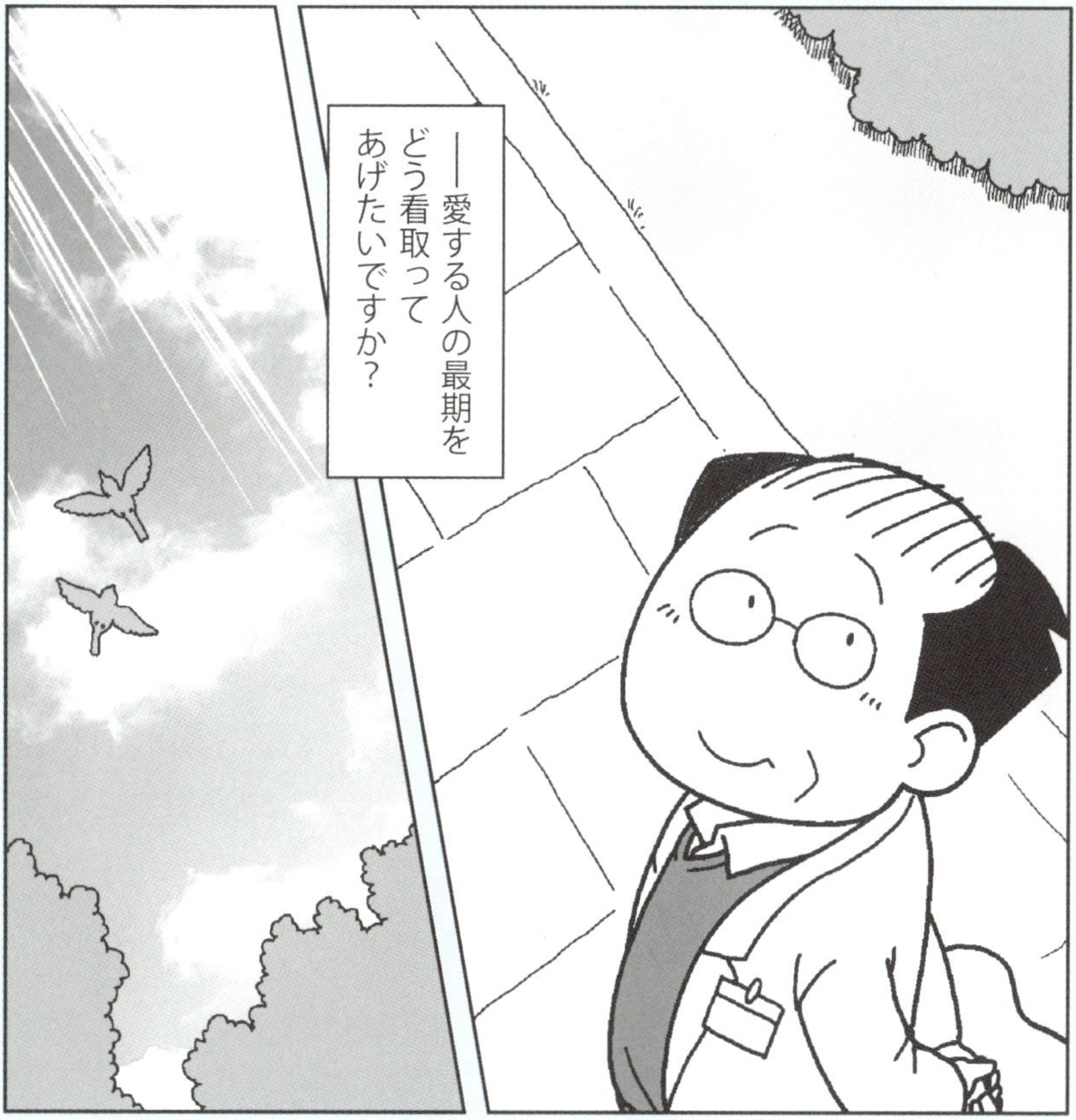
——愛する人の最期を
どう看取って
あげたいですか？

この章は、編集スタッフが、「在宅緩和ケアに関わる人たち」からインタビューをしたものをまとめています。

『看取った患者さんのご家族のお話』
『ボランティアの現場から』
『訪問看護師の現場から』

それぞれの立場から、現場の状況が具体的に描かれているので、お読みいただけると、より一層、看取りの現実を理解できると思います。

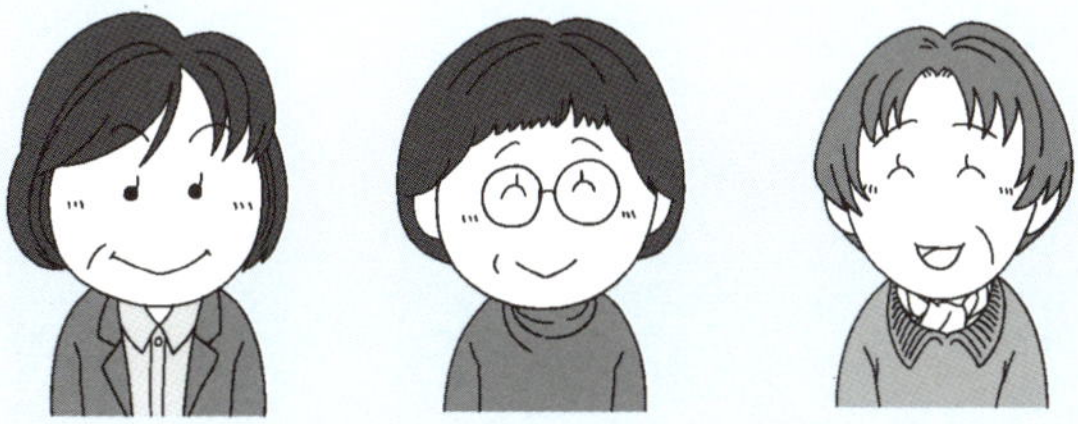

病を抱えながら、家族を看取る

ご本人は進行性筋ジストロフィーで、がんのお父様、認知症のお母様、そして同じ筋ジストロフィーのお兄様の3人を自宅で看取られた小山優子さんのストーリーです。最初は、お父様の看取りでした。すでに認知症で寝たきりのお母様のそばにいたい、というお父様の願いをかなえたい、と在宅での看取りを決意されました。

父のがんがわかってから、横須賀に住んでいる末期がんの知人の家へお見舞いに行った時のことを思い出しました。その友人は末期がんなのにすごく元気だったので、どうしてそんなに元気なのか聞いてみたら、在宅の先生に診ていただいているんだ、ということでした。その友人はもうすでに亡くなっていたので、ご親族の方に連絡して、日本在宅ホスピス協会を教えてもらったんです。

無我夢中でそこに電話をかけました。しかし近所には在宅の先生はおられず、少し離れた所に一件あったものの、看取りはしないということでした。しかし、その後在宅ホスピス協会から電話があり、近くで看取ってもらった人がいるという連絡がきました。その先生が井尾先生でした。兄もインターネットでいろいろ探していたのですが、最期まで看取る先生は井尾先生以外、ほとんどいない状況でした。

それで、井尾先生の所へ面接に伺うことになりました。物事をはっきりいう先生で、とにかく家族の覚悟を確認すると聞いていたので、とても緊張していました。父は警察官だったので年金はあるけれども、私たち兄妹は障害もあるし、母も寝たきりの状態だし、きっと診てもらえないだろうと思っていました。でも、先生に承諾してもらわないと、もう後がないので、うんと言ってくれるまで居座ろうと決めていました。

でも実際の井尾先生は、「引き受けるに決まっているだろ」と当たり前のように引き受けてくださいました。あとから聞いたところ事前に私の環境を聞いて「俺が引き受けなくて誰が引き受けるんだ!」という覚悟でいてくださったそうです。

井尾先生が診てくださると決まったら、父は急に元気になりました。緩和ケアのおかげか痛みがなくなり、本人は治ったというほど。

亡くなる1ヶ月ほど前には車椅子で、孫やひ孫といっしょにディズニーシーへ1泊の旅行にも行きました。亡くなる直前まで近所を歩いてもいました。

亡くなる日の朝も、孫からの電話に出るほど意識ははっきりしていたのですが、その後急変しました。「お父さん、大丈夫?」って聞いたら、「もう大丈夫だ」って言って、その数時間後に亡くなりました。

昏睡状態になって、先生にそれを伝えたら、「わかった、そばにいてあげて」と言われて、そばにいたのですが、ふと目を離した瞬間に呼吸が止まっていました。先生に電話をしようと思ったのだけれど、手が震えてかけられなかったので、たまたま、そばにいた母の看護師さんが代わりにかけてくれました。先生は「わかった、すぐに行く」と言って来てくださいました。

初めてのことでショックだったけれど、お葬式に先生のクリニックから電報が届いた時にはうれしかった。先生を信頼してここまで来てよかったと思えました。

おかげさまで父の夢をかなえることができ、正直ほっとしました。

小山さんはお父様を自宅で看取られた後、今度は認知症だったお母様も自宅で看取られました。

母の時には、父の時よりは余裕がありました。最期の瞬間を迎えそうになった時、まだ兄が到着していないこともあって、母を呼び止めました。そのたびに母は帰ってきてくれました。でも、先生から「呼び止めてはいけない。ありがとうって言ってあげて」と言われたことを思い出し、呼び止めるのをやめました。結局、兄は間に合いませんでしたが、最期はろうそくが消えるみたいにふっと静かに亡くなりました。

先生は「2人ともよくがんばったね。自然に旅立ったから老衰だね」と言ってくれて、その言葉が胸に沁みました。先生方が自分たちの心に寄り添ってくれていること、その温かさを感じました。

母は亡くなる前一ヶ月くらいは水も飲めない状態でいたので、体はガリガリに痩せてしまっていました。でも、顔はとてもふくよかで安らかでした。お水を飲ませないことは、我慢がいりました。でも、母は無理やりお水を飲ませられることを嫌がっていて、お水を飲ませなくなると、ニコッと嬉しそうに笑ってくれたんです。

お母様を看取られた翌年、今度は同じ筋ジストロフィーを患うお兄さんががんに罹患し、末期でしたが、ストーマ（人工肛門）を造ったことで動くことができるようになったそうです。

井尾先生が「やろうと思えば何でもできる」って言ってくださったので、父が行くことができなかった長野へのお墓参りに兄は2回も行きました。それ以外でも行きたいと思っていた色々な場所へ行くことができました。自分で歩くことはできなかったので、おんぶしてもらっていましたが、嬉しそうでした。最期の日も意識がしっかりしていて、その日初めて失禁して、ヘルパーさんに『すみません、きれいにしてもらえますか』と言えるほどでしたが、その日の夜に亡くなりました。

これらのことを振り返り、小山さんはこんなふうに言っています。

父のために井尾先生に頼んでから父は1ヶ月弱、母は1年弱、兄は半年くらい。そして今、私が13年ぐらい井尾先生にお世話になっています。今は隔週で来ていただいています。何があっても胃ろうと延命はしないと決めています。肺炎になったこともあるけれど、救急車は呼ばずに家で治療してもらいました。

父、母、兄の看取りでは、こうしてあげればよかった、ああしてあげればよかったということはいっぱいあるけれど、でも自分も精一杯やったんだっていう気持ちのほうが大きいんです。在宅はとてもいいことだけれど、簡単ではないから、覚悟は必要だし、残された人のケアも必要だとも思います。

看取りで人間の神秘を感じたことはたくさんあるし、何よりも死んだ時の姿が、とてもキレイに見えるんです。葛藤もあれば、笑いもある。生きていたという証がそこに残っているように思います。ああやって死ねるんだったら今どうやって生きようかと考えています」

寝たきりでもいいから、もっと一緒にいたかった

お父様を震災直後に仙台で看取られ、その後、東京へ来てお母様を看取られたご姉妹のストーリーです。

病状がわかった最初の頃、母は自分が父を介護した経験から、家にいていいのかなと気持ちが揺れていたようです。

「意識がなくなったらホスピスに入れていいよ」と最初の頃はよく言っていました。自分は家にいたいけど、子どもが大変なのは可哀想だ、という親心だったのだと思います。

在宅になった時の安堵感はあったように見えました。そこから気力がまた出てきたんだと思います。先生から、外出することはできないけれど家の中で女子会ができるねと言われ、気持ちがほぐれました。「夜中でも、食べたり飲んだりしたいって言ったら叶えてあげてね」と言われていたので、母が夜中にお茶が飲みたいと言ったら、3人で女子会しようとお茶を飲んだりしたんです。ホスピスや施設だと決まった時間以外はできないと思うけれど、自宅

だったからできたことだと思います。

本当に3人でいられることが楽しく幸せでした。

特に、母も私たちも、先生や看護師さんたちを医療従事者というだけではなく、一人の人格を持った人間として信頼できたことがとてもよかったんです。いつも的確にサポートしていただいて、困って電話した時も何をすべきか具体的に指示をしてくれました。座薬をひとつ入れるのも最初は不安があったけれど、今これをしてあげることで母は楽になるんだ、それならば一生懸命、今できることをやろうという気持ちになれました。

先生方は、患者である母にだけではなくて、看取る、介護する家族の側にもすごく寄り添ってくれました。そして、「母がやりたいことをできる時にやらせてあげる」ということをとても大切にしてくれました。

母は掃除や洗濯が大好きな人だったので、気づくと働いているんです。私たちはそのことで母が体力を奪われてしまうのではないか、と心配して、体をもっと休ませてほしい、という気持ちもあったけれど、それよりも母が好きな洗濯や、ティータイムを楽しむという人生の質、時間を大切にすることを教えてくれたのです。

命に期限があることを現実として感じることができたから、貴重な時間を本人らしく、家族らしくいられたし、それを先生方がチームとなってサポートしてくれました。これが本当の意味での在宅で、本当の看取りだと思うし、それができたというのは恵まれたことだと思います。

本音は寝たきりでもいいから何年でもお世話したかったと思っています。あの時間が終わってしまったことは寂しいけれども、人生の中で母との濃密な時間が持てたということが本当に幸せでした。

在宅ホスピスケア・ボランティアさくらの現場から

在宅ホスピスケア・ボランティアさくらの岡田美佐子さんからお話をお伺いしました。

在宅ホスピスケア・ボランティアさくらでの活動は２０１９年で10年目に入りました。私にとっても大切な居場所です。幅広い世代の人たちと関わらせていただけるのはとてもありがたいものです。

10年介護をしていた姑が亡くなった直後、夫が余命宣告を受けました。49日の法要直前に大学病院で検査結果を告げられて、それと同時に「早くホスピスを探しなさい」と言われる状態でした。

たまたま、井尾先生が開業された時の講演を拝聴したことがあります。病院で死ぬということがあたりまえの時代に、それを打破しようという熱くて強い意志をその時、先生から感じました。その感動を思い出し、ぜひ先生に主人を在宅で診ていただきたいと思いました。

しかし、姑を看取った直後でもあったので、息子たちは私の体を心配して、自宅で看るのは無理だと考えホスピスを探すことになりました。それからホスピスの面談が決まるまでに2、3ヶ月かかりました。延命をするよりも穏やかな日々を過ごしてほしいと願っていたのでそれでも待ち続けました。でも、命が終わるのが先か、面談が先かというほどの不安な状況でした。面談までなんとかこぎつけて入院手続きをしても、そこからさらに入院日の連絡を待つ日々でした。その間、何もせずに諦めることもできずに、いろいろと手を尽くしました。いわゆる様々な民間療法も探しては試していました。

ある時は医療従事者も通うという鍼灸治療院を探してきて、息子は1日仕事を休んで、そこへ車で主人を連れて行ったりもしました。それでも、だんだんと弱ってきている主人を見て、「ここまで来るのも体力を奪われるから」と、訪問鍼灸の先生を紹介されました。そこで初めて訪問鍼灸を知りました。それくらい何もわかりませんでした。

今でも、お会いする患者さんのご家族の話を聴くたびに、自分のその時の状況と重なって、どれだけ不安と戸惑いの中にいるか、そして本人の前ではどれだけ頑張っていられるかと思いながらお話を伺っています。

「今、ここで救急車を呼んだら、井尾先生が言っていたように主人は管につながれてしまう」という状況で明け方になるのを待っていたという経験もあります。

そのような時に、入院は未定だったものの、「これからは患者さんとして診ますので、何かあれば連絡をください」と言ってくださったホスピスの先生の言葉を頼りに、藁をもつかむ思いで連絡をしたこともあります。

このようなホスピスの入院生活の経験が生かされ、「在宅ホスピスケア・ボランティアさくら」という名称にしました。ボランティアをしていると、私のほうが色々学ばせていただき、私の背中を支えてくださっていることを感じます。ボランティアをして7、8年経った時に、本当は私のほうが癒していただいていたことに気づきました。

ほとんどの方と一期一会で、あとになって「あれでよかったのだろうか」「こうしたらよかったのではないだろうか」と思うことがたくさんあります。

主人が入院したホスピスでは遺族会があって、歴史も長く組織的でした。最初の1年間は医療者の方によるグリーフケアで、規則も何もなく、自由な感じで参加することもできました。

本来なら悲しいことがあった場所はなかなか行きたくない所かもしれませんが、そこが私にとっては癒しの場所でした。更に遺族の方が主宰されている遺族会もあって、そこで同じ思いの方たちとお話ができました。

みんなそれぞれ境遇は違うけど、ホスピスで出会ったことを共有し分かち合うことができたことも、またひとつの癒しになっていたのです。

その経験から、「在宅でお会いしてお別れしたご家族はどうしているんだろう、在宅で頑張られたみなさんはその後どうしていられるのだろう」と思ったのです。そんな折に、井尾先生から遺族会の提案があり、ぜひやらせてくださいと立ち上げたのが『結いの会』です。

年1回の開催で、1周忌から3回忌を過ごされた方にご案内をしています。

1年はあっという間で、その間は、周りの皆さんも気遣ってくださり、自分も気を張っています。次は3回忌といってもたった2年の経過です。そこで残されたご家族が傷つくのは、「もう2年経ったんだから」とか「もう3回忌なんだから」という言葉です。そして自分自身も、もうしっかりしなくては、と無理して思うようになります。

でも、時間の流れは人によって違うものです。『結いの会』は、少しでも気持ちを分かち合える場であり、和やかな親睦会のようにできればと思い、開催しています。

がんカフェの開催

　ボランティアを通じて、難病の方やがん患者の方、たくさんの方にお会いしましたが、がん患者の方がよくおっしゃるのは、みなさん「なんで私が……」「あなたはがんじゃないから、この気持ちはわからない」という孤独感と閉塞感から出てくる言葉でした。

　そこで、がん患者のための患者会ができたら、と思っていたところ、ほぼ同時に井尾先生から「がん患者の患者会をやっているところがあるから見てこないか」と紹介していただきました。

　ある地域のがんカフェを見学して、これはぜひ立川でも開催したいと思いました。看護師さん方も参加していただいています。年10回の開催です。気候の厳しい1月と8月を休みにしています。

　初回に来て次は1年後という方もいらっしゃいますが、みなさん楽しみにされています。最初は緊張していた方も「ここだからわかってもらえる」「ここでなら話せる」という思いから、30分もすると笑い声や語り合う声で2時間があっという間に過ぎていきます。

たとえ外出ができなくなっても、がんカフェで語り合えたことで一人じゃないと思っていただけて、少しでも心の支えになればと思います。

天国からの手紙

こちらは、末期がんの高齢の奥様が書かれたお手紙を、介護され看取ったご主人からいただいたものです。

「岡田さん4月28日、夕方いらしてくださって
アイスクリームめずらしい。
主人とふたり、初めてのお味。」

2014年3月24日に、在宅緩和ケアを開始された直後から、あるお宅へケアマネジャーさんのご紹介で訪問させていただきました。

ケアマネジャーさんからは「とても重篤ではいらっしゃるけれど、今のうちであればお話ができるので、おしゃべりをしにきてください」という依頼でした。

それから訪問は続いて、約1年後の2015年4月28日頃、訪問を終えた時期です。

その時のことを、手紙にしたためてくださっていたのでしょう。患者さんの死後に頂戴しました。

事前に、「何日に伺ってもいいですか」とお電話をして、その時の状態で訪問していました。いつも待っていてくださる様子で、おやつを用意してくださっています。ボランティアだから、交通費も何もいただかないのが原則なのですが、「私はもう何も食べられないから、あなたが食べているのを見るのが嬉しいのよ」とおっしゃってくださって。

2015年の4月に入ってからは厳しい状態だったので、訪問を控えるようになっていたのですが、待っていてくださるのもわかっていましたので、「ちょっと近くまで来たので……」という口実をつけて、普段は訪問しない夕方に伺うことにしました。

事前に担当の先生に「アイスクリームはどうですか」と相談して、「召し上がれないけど、なめるんだったらいいかもね」ということで、持参しました。

そのことをめずらしいって書いてくださったのだ、と思います。

この方と過ごした1年近く、今でも忘れられない時間です。

先生方には、折々にご病状を伺いました。私を待ってたくさんのお話をしたがっているけれど、ご負担ではないか、お疲れになるんじゃないでしょうかということをお尋ねしながらでした。訪問看護師さんには体調のことなど確認しながら。ケアマネジャーさんは患者さんとご家族のことを思って一生懸命されている方でした。訪問の薬剤師の方も訪問していました。この経験で、チームケアの大切さを学ばせていただいたのです。

最後にケアマネジャーさんが、先生から許可が出たからということで、私たちでお風呂に入れてあげようということもありました。たくさんの方の物語をお聞きする中で、大切に思うお一人です。

在宅で看取ることのよさをもっともっと伝えたいものです。

私たちボランティアは、マラソンコースの給水所のようなものだと思っています。これからも一生懸命頑張っている方にひとときでも、心が安らいでいただけるように、と思います。

訪問看護師の現場から見えること

訪問看護師の小山さんに現場での医療の様子をお聞きしました。

通常、患者さんが病気をもっていらして、病院ではなく在宅で療養するのでサポートをお願いしますということで、医師から指示書がきます。もしくは病院の相談室から、この方が困っているんだけれども看てくださいということで私たちが関わらせていただくことになります。

在宅療養は基本的には、治しても治してもまた病院に戻ってしまうけれど、症状さえ楽にしたら、なんとか静かな生活を自宅で送れるという医療です。

さらには、もっともっと体が衰えていくことを理解したり、自分自身が確認したり、認めたり、受け入れたりしていって、でも痛い苦しいのはいやだよね、それをなくしていこうというのが在宅緩和ケアではないかと思います。死が医療の終了ではありますが、看取りの役割はその後のグリーフケアまで続いていきます。

私たちの仕事は病気を看ることもそうですが、その人の人生をほんの一時期であっても見届けることでもあると思います。実際には最期の姿が見えるほどの状態で、初めてお会いすることもあります。それでもものを言い、意思を伝え、家族と対話し、細々ながらご飯を食べる。生きている。けれど、そこにある体はもうかなり弱くなってしまっている。そういった姿からその方やその家族のあり方を思って看護させていただいています。


毎日患者さんたちの状況を看ていると、先生方と同じように来週末かな、今週末かな、そろそろかなということの見分けがついてきます。そうなってくると、他の看護師と予定を調整しながら、準備していきます。これまで一生懸命話してきた、一緒に笑ったりしてきた、家で一緒に何かを越えてきた。でも、どんどん傷が治らなくなったり、どんどん体が痛んでいくというところを看てきて、最期やっぱりこの日が来たんだなと思う気持ち。その気持ちはご家族や先生と同じです。

死という名の生の達成に携わり、死後のお世話をさせていただく。そこにいられた、そこまで来られたというのは、私たちにとっても達成です。

「今呼吸が止まりました」とご家族から連絡をいただき、そこの家に夜中に車を走らせます。先生も同じです。同じ気持ちで先生と私がそれぞれ違う場所から患者さんの所に向かうのです。ひとつの生の達成を見届けに。

そうして、普段だったら見られないような景色と出会います。星空だったり、朝焼けだったり。それはその方が見せてくれた世界なんだと、その方が呼んでくださったんだと、そんな気がします。そんな気持ちで患者さんやご家族、先生方とつながっています。

在宅での看取りはそういうことだと思います。

井尾先生の所にいた時には、200名ぐらいの看取りをさせていただきました。当日にホスピス等に転院された方もいるので、死後の措置をさせていただいた方は180名くらいですが、全員がん患者でした。

これは最近の話ですが、ある患者さんの看取りに関わっている中に、独居の方がいらっしゃいました。夜10時にナイトケアといって、歯磨き、おむつ交換をしてきれいにして退出します。そして朝来たら呼吸が止まっていた。

その時に先生を呼びます。私たちが夜8時におやすみなさい、朝8時におはようございますといった間に亡くなった時には、夜の8時と朝の8時はくっついているぐらいの気持ちです。そんな風に、多くの方の看取りを見させていただいているうちに、「自分の親も自分で看取りたい」と、どんどん思うようになりました。この仕事をしているんだから、これぞ私の仕事なんだから、と。

そんな時、嫁いだ先の父も実家の父も、病が慢性疾患の末期になりました。がんはいっぱい経験したけれど、ふたり同時進行でしかも慢性疾患とは、これはいったいどうすればいいんだろうと思ったりもしました。がんだったら余命がわかって、家族みんながひとつの思いで立ち向かえるのだけれど、非がんの慢性疾患だとなかなかそれができないのです。

私には、元に戻らない体の衰えとか痛みがわかるけれども、他の家族にはわかりにくいのだろうと思います。それまでは訪問先の家族の方の中から、話がわかりそうな方にその後の流れを話していたりしたのだけれど、自分の家族の場合には、それもできません。

それでも進行度合いはわかるから、次はこうなる、もうそろそろだよっていうことを伝える。すると、家族にはその感覚はわかりにくく、「お前はお父さんが死ぬことしか言わない」って非難されたりしたこともありました。そのたびに、「これは私の学びの時」と思いながらいました。でもそんな状況でも越えられたのは、これまでの経験すべてのおかげだと思いました。先生たちに教えてもらったことや仲間で勉強したことやいろんなことが学びになっていたから。

ある時、義理の父が「今日、病院に行きたい」と言い出しました。本当は明後日が病院なんだけれど、父は今日行きたいんだと言うのです。その時、ここから在宅で看ていくタイミングが来たんだ、と思いました。それで一緒に病院に行きました。

「私は在宅で看るつもりだし、父も在宅で看てもらいたいと思っていると思う。だから在宅で看る準備をするから、1週間ほど帰さないでほしい」と病院のほうへ伝えて、準備をしました。ピッチをあげた私を見て、家族もようやく理解してくれました。主人と妹に「井尾先生との面談に行ってきて」と言って、在宅緩和ケアに入りました。

一方、実家の父も家にいたがるし、母も元看護師、私も看護師だから家で看てほしいということで、こちらも在宅の準備にかかりました。結局、義理の父も実家の父も、どちらも子どもも含めて、家族全員で息を引き取るところに集まり、看取ることができました。

看取るということは家族にとってとても大切なことで、大きな大きなセレモニーでもあるし、階段でもあると思います。たとえ、その息を引き取る場にいられなかったとしても、そこに心を寄せる時間があって、悲しんだり、感情が動いた時間があったとしたなら、それで看取りということでいいんじゃないかと思います。

繰り返しますが、看取りは生の達成に携わるということだと思います。

家族が死ぬことはとても悲しいことです。でもその悲しさを乗り越えさせてくれるものが、在宅で最期まで看取るということ。

そして、それが人の成長につながっていると思える。いろんな葛藤や悔しさや悲しみといった感情を乗り越えて、生きることについて考え、成長させてくれる。

私たち訪問看護は、24時間一生懸命看ている家族の、ほんの1時間くらいを一緒に過ごさせていただいているにすぎません。ご家族の方は最後に「ありがとうございました」と言ってくださいます。でもいつも感じるのは、私のほうこそ、ご本人と話したこと、ご家族と会えたこと、ご縁をいただいたこと、ありがとうございますという気持ちでいっぱいになるんです。

おわりに

２０００年2月に東京都立川市に在宅緩和ケア専門クリニックを開業しました。

動機は熊本の開業医であった父のがん死です。病院の一部屋で緩和ケアを受けることもなく、死に場所を選択できないまま、痛く、寂しい旅立ちでした。

未熟な緩和ケア、死に場所の選択もできないこの国に憤慨し、ホスピスを建てるため麻酔科医から緩和ケア医に転身しました。日本中、そしてアメリカを見て歩き、ホスピス建設に奔走しました。ホスピス建設の実現は目の前でしたが、地主の最後の一言「先生、やっぱりそこは人が死ぬ場所だよね。だから親戚がちょっと……」で、夢と消えました。

途方に暮れている時に厚労省のアンケートが目に留まりました。余命6ヶ月と告知されたがんの患者さんの6割が、最期まで自宅で過ごすことを希望しているという結果でした。

これだ！　と思い、在宅緩和ケアから開始することにしました。「24時間３６５日の在宅緩和ケア？　それって何？」という時代で、周囲の反応は冷ややかでした。

必ず必要になるという信念のもと、まず周知と仲間作りを開始し病院・市民への講演会、在宅ケアに従事する多職種との勉強会、ネットワークの構築を行ってきました。次第に認知され、世間も高齢化多死社会に向け介護保険、在宅医療、訪問看護、訪問入浴……が当たり前の時代になってきました。年々在宅看取り数は増加し、３５００人を超えました。がん85％、非がん15％の割合です。

20年の間に世の中は大きく変わりました。

２０１４年からの「地域包括ケアシステム」構築の開始で医療は外来、入院だけでなく、在宅がクローズアップされ、最重要分野となりました。また緩和ケアの適応は主にがんでしたが、２０１６年に「がん対策基本法」が改正され、非がんにも適応が拡大されました。

死に場所を在宅と選択した患者さんすべてに、緩和ケアを提供することができるようになりました。

「在宅ですべての患者さんに緩和ケアを提供し、24時間３６５日体制で最期まで支え、看取る」それをずっと掲げて実践してきたのが当院です。

今は、世の中がやっと追い付いてきてくれたという気持ちです。開業当初から本人、家族との面談を必ず行なってきました。これまでの経過、今つらい症状、これからどう過ごしたいかを伺って、これから起こる症状、お迎えが来ること、最期まで支えることをお伝えします。

本人の希望・覚悟、家族の希望・覚悟を十分確認して在宅で看取れるか確認します。看取りが難しそうな場合には、がんの方は緩和ケア病棟、非がんの方は施設、または病院をお勧めしています。

在宅で看取るには「本人の覚悟」・「家族の覚悟」・「医師の覚悟」が必要です。超高齢多死時代を迎えて「地域包括ケアシステム」の構築が市町村と地域医師会に託され、地域看取りが推進されている今日この頃です。

地域看取りのためには「本人・家族の覚悟」はもちろん、「市町村の覚悟」と「地域医師会の覚悟」が不可欠です。

本人、家族が納得する在宅看取りは、死亡時の医師の速やかな訪問と死亡診断で終了します。在宅看取り、地域看取りに最も重要なのは「医師の覚悟」であるといえます。自分の最期を任せられる覚悟を持った医師に出会えることを願っています。

この本の出版にあたり、けやき出版の小崎奈央子社長、編集者の平田美保様、イラストを描いてくれたキャッツイヤーのいちかわしょうご様、当院の山口事務長にお世話になりました。ここに感謝の意を表します。ありがとうございました。

最後に2017年に日本在宅ホスピス協会全国大会を立川市で私が大会長として開催しました。その時の大会長講演のエンドロールで流した私の心情です。

ここにいるのは運命
父のがん死、友人のがん死
人のゴールは死
麻酔科医から在宅緩和ケア医へ転身
死から最も遠い医師から
死に寄り添う医師へ
人はふと消えていなくなる
自分もいつかふと消えていく
色即是空・空即是色

看る・診る・看取る
どうせこの世は看取り・看取られ
残りの人生を在宅緩和ケア普及に捧げます
もう少し生きやすい、逝きやすい国へ

この本が「家で最期を迎えたい」と希望される患者さん、それを支えるご家族の参考になることを、心より祈っています。

参考文献

『「与」命：団塊世代よ、あなたの晩年は 40 年間ある』
日野原重明著・片寄斗史子聞き書き（小学館刊）

『看る診る看取る』井尾和雄著（けやき出版刊）

『後悔しない最期の時の迎え方』井尾和雄著（現代書林刊）

『幸せな最期』井尾和雄著（現代書林刊）

厚生労働省ホームページ　https://www.mhlw.go.jp/

学歴および主な職歴

1984 年 3 月	帝京大学医学部卒業
1984 年 12 月	帝京大学病院麻酔科勤務　1987 年 3 月退任
1987 年 4 月	国立王子病院麻酔科勤務　1988 年 3 月退任
1988 年 4 月	帝京大学病院麻酔科勤務　1991 年 7 月退任
1991 年 8 月	井上レディースクリニック　麻酔科勤務　2000 年 1 月退任
2000 年 2 月	井尾クリニック（現立川在宅ケアクリニック）開業 2016 年 8 月管理者退任
2018 年 11 月	立川緩和ケアクリニック開設　　現在に至る

所属学会

日本在宅医学会〔専門医・研修受入施設〕、日本緩和医療学会〔暫定指導医・研修受入施設〕、日本在宅ホスピス協会 、日本死の臨床研究会、日本在宅医療研究会、日本ホスピス緩和ケア研究会、日本ホスピス在宅ケア研究会、日本麻酔科学会〔専門医〕、日本ペインクリニック学会、日本臨床麻酔学会

著者略歴

井尾　和雄（いお・かずお）

立川在宅ケアクリニック・立川緩和ケアクリニック理事長。

1952年熊本生まれ。1984年帝京大学医学部卒業、帝京大学病院麻酔科入局、国立王子病院、帝京大学病院、井上レディスクリニック麻酔科勤務を経て2000年井尾クリニック開業、2008年立川在宅ケアクリニックに名称変更、移転して現在に至る。

早期からの緩和ケアの提供が公に謳われる中、がん治療の均てん化、マニュアル化、外来化学療法、入院は短く、在宅復帰を迫られ、患者さん・家族と顔を合わせ、時間を取って接する時間がないのが現状であると考え、加療と並行した緩和ケアの提供が必要と思い「時間をかけて診る、家族も診る、緊急時も診る、最期まで診る」を理念の基、2018年11月に分院「立川緩和ケアクリニック」を開業。

専門領域は在宅緩和ケア、麻酔科、ペインクリニック。所属学会は日本麻酔学会、日本臨床麻酔学会、日本ペインクリニック学会、日本緩和医療学会、日本在宅医学会、日本ホスピス緩和ケア協会、日本ホスピス・在宅ケア研究会、在宅ホスピス協会、日本死の臨床研究会、日本在宅医療研究会など。麻酔専門医、日本緩和医療学会暫定指導医、在宅専門医の資格を持つ。

著書に『看る診る看取る』（けやき出版刊）『後悔しない最期の時の迎え方』『幸せな最期』（共に現代書林刊）など
主な活動内容としては、2000年2月に開業と同時に在宅ホスピス普及活動開始。講演活動、執筆活動、多職種連携「多摩在宅ケアネットワーク」、緩和ケア従事者連携「多摩緩和ケアネットワーク」、緩和ケア教育「多摩緩和ケア実践塾」を主催、代表世話人を務める。

在宅緩和ケアボランティア「さくら」顧問、「がんカフェたま」顧問を務める。2019年5月の時点で3500人以上を看取っている。